大是文化

80-62完全代謝

韓藥局「預防院」院長
原是金融白領，因健康問題攻讀韓藥學自救，
成為韓藥師

曹承佑——著
張鈺琦——譯

완전배출

渾身毛病的商業人士，如何自癒？
70%蔬果餐、30%正常吃，肥胖、失眠、便祕、乾眼、痠痛倦怠、三高……自然消失。

目錄

第四章 放屁與打嗝的機制

第五章 幫腸胃補充天然酵素

第六章 不吃早餐，便祕就改善

第七章 可以吃肉類和乳製品嗎？

第八章 保健食品的迷思

推薦序一

從壓力與混亂中，找回身體原本的節奏

上璽中醫診所院長／余雅雯

當我翻開《80－62完全代謝》的第一頁，心裡浮現的是：「這正是我多年來在實踐中醫與人智醫學（Anthroposophic Medicine，結合西醫與人智學理念的整體療法）時，一直想表達的。」

我在臨床上曾處理大量過敏與異位性皮膚炎的個案，當時所強調的「排毒飲食」，其實目的並非單純清除毒素，而是**為身體創造「少一點干擾，多一點修復」的空間**。從中醫的觀點來說，這是在減輕身體負擔、調和臟腑氣機；在人智醫學的語言中，則可理解為促進乙太力（Etheric Force，源自人智學與自然哲學的概念，指支撐生命活動的非物質能量或生命力）順暢流動。

本書讓我感動的不僅是它所傳遞的知識，還有它提供了一條清晰的路徑，帶領讀者一步步**從壓力與混亂中，找回身體原本的節奏**。書中談代謝，但比多數健康書更深入、更完整，並以更尊重人類整體性的眼光來看待身體與生命。

在這個資訊爆炸、飲食觀念快速更迭的時代，「代謝」已不再只是醫學術語，而是全民關注的熱門關鍵詞。不過，多數人對它的理解，仍停留在「少吃多動」的簡化口號，以及圍繞體重數字打轉的焦慮循環中。

作者開啟了一扇嶄新的視野之門，他邀請我們從僵化的數據與表面指標中退一步，重新認識代謝的本質：真正的代謝，並非不停的計算卡路里或營養素，而是涵蓋了身、心、靈各層次的照顧。這樣的觀點與中醫的「氣機流通」、「五行入臟腑」、「以甘草調和百藥」等理念非常接近，它們看的都是物質背後的生命動力學，不僅是營養學數值。

代謝不只是燃燒卡路里與轉換能量，更是乙太力——來自植物的生命力，支持人體內在秩序的力量，得以運行與展現的基礎。**為什麼植物比肉類充滿更多能量？**

因為植物的能量未被情緒與欲望汙染，是純粹向上的生長力，能幫助人類提升精神狀態、澄明思維，並帶來修復與安定的作用。

本書讓我們看見，代謝是一場身、心、靈三者之間的深度合作。我尤其欣賞作者未落入「數據決定一切」的陷阱，並勇敢的說出一個簡單卻重要的真相——你對待身體的方式，才是健康的根本關鍵。這樣的觀點，與我多年來在中醫與人智醫學中的體悟不謀而合。

如果你曾對健康感到迷惘，且嘗試過各種方法卻依然疲憊無效，那麼本書將會是你的一盞明燈。它不是告訴你「該怎麼做才對」，而是帶你找回身體原有的節奏與內在的力量，這接近中醫講求天人合一、致中和的理念。

《80-62完全代謝》不是一本冷冰冰的工具書，而是溫柔又堅定的引導者，誠摯推薦給所有關心健康、願意重新認識自己的人。

推薦序二

徹底代謝，身體自然不再疼痛

草食營養師／黃千芮

「當一個人具備智慧時，能聽懂別人的話，就有機會阻斷大部分的痛苦；但若缺乏智慧，往往必須親身經歷苦難，才可能有所醒悟。」這是我曾在網路社群上分享的一句話，而本書作者也是如此——他透過分享親身經驗，拉近與讀者的距離，也凸顯了身體健康的重要性，讓全書更具感染力與說服力。

作者分享，他過去將金錢視為人生的唯一目標，並如願賺到了一桶金。但不久後，他發現自己在追逐財富的同時忽視了健康。當身體出現異常，他才了解到最寶貴的賺錢武器，其實是身體這一副軀殼。

他過去把人體當機器，不願休息，長期忽略疲憊身軀所發出的警訊，一味的依賴能快速「處理」症狀的藥物（藥物本身只是輔具，並不能解決根源，所以我使用「處理」二字），讓身體盡量維持在麻痺狀態，好讓這具軀體可以持續運行。

此外，他以前餐餐吃加工食品，且囫圇吞棗、不加思索的進食。這些毫無生命力的食物，在營養學中被稱為「空熱量」（empty calorie）食物——僅提供熱量但毫無營養價值，對維持身體機能而言，可說是豬隊友般的存在。當時的他用快速而敷衍的方式過日子，任由身體肥胖、慢性疼痛纏身。

不過，閱讀本書後，我由衷感受到作者是受到祝福的人（當我寫下這句話時，全身起了雞皮疙瘩）。這份祝福是來自於他的自我覺醒——願意正視疼痛，不再敷衍或逃避，並找到適合的減重、維持健康的方式，最終順利的從八十公斤瘦到六十二公斤，且持續十年未曾復胖。能用「不辛苦」的方式穩定維持體態，正是長久健康的關鍵。

作者改變生活方式的出發點，並不是為了減重，而是希望「身體不再疼痛」。

如果一開始就設定「一個月要瘦十公斤」這類不科學的目標，會讓身體承受極大的壓力，導致壓力賀爾蒙飆升，使得身心俱疲。如此一來，別說是要達到目標，反而更容易造成反效果。

另一方面，如果目標設定為「我要健康、不再疼痛」，注意力便會轉向身心靈皆能承受的方式，心也因此安定下來，有意識的感受身體逐漸恢復健康的過程。當身體不再疼痛、處於非發炎的狀態，體重自然會回到健康範圍。

除了作者本人的經歷外，書中還分享許多案例，這些案例**皆聚焦於人體的四大排出途徑：呼吸、排尿、排便、皮膚**。當代謝機能失衡時，體內廢物無法順利排出，就會以各種形式反映在身體上，像是口臭、屁臭、體味明顯；尿液顏色濃、混濁、有異味；排便不順、小羊便（糞便呈現乾硬的粒狀）、腹瀉；異位性皮膚炎、溼疹、乾癢、慢性蕁麻疹等。這些症狀幾乎是現代人多少都曾遭遇過的困擾，而書中也指出，其實可經由調整飲食與生活習慣來改善。

透過分享他人的症狀與經驗，有助於拉近醫病之間的距離。畢竟對多數民眾而言，醫療知識往往過於抽象，而改善方法又不夠貼近生活，即使有心追求健康，也難以真正落實。但藉由閱讀他人的真實故事，讓人得以從模仿中學習，進而找到適合自己的健康維持方式。

作者並未以權威姿態建立醫病關係，而是先讓讀者初步了解疾病的樣貌，認識各種症狀可能帶來的生活困擾與情緒影響。在實際情境中，當醫病之間能開放溝通，便有助於雙方共同討論，進而擬定具體可行的改善方案。這樣的互動不僅能促進理解，也可以激發民眾的共鳴：「不如試著健康一點點？」使人更願意踏出實踐的第一步。

自序

吃有生命力的食物，你試過了嗎？

韓文「갈등」來自於漢字的「葛藤」，「葛」是指往左長的豆科葛屬多年生蔓草；「藤」是指向右生長的棕櫚科黃藤屬植物。「葛藤」一詞用來形容藤蔓與樹木相互纏繞，動彈不得的衝突狀態。

每當我主張「利用蔬果來排除身體的廢物，就不必擔心肥胖、糖尿病與高血壓」，就會有很多人面臨「葛藤」，也就是「該向左？還是向右？」的狀態——這個醫生這樣說，那個醫生那樣說，該聽誰的？此外，心中也會產生這樣的疑問：「這麼複雜的疾病和肥胖問題，真的有可能這麼簡單就改善嗎？」對此，我想引用現代汽車與現代集團的創始人鄭周永的名言：「你試過了嗎？」

一九五〇年的冬天，鄭周永在辦公室接到一通電話：「您好，這裡是聯合國軍司令部（United Nations Command，在韓戰期間成立的多國軍事指揮機構，執行聯合國授權的對韓支援任務，並持續監督停戰協議至今）。各國代表要參訪釜山的聯合國公墓，但墓地看起來有些荒涼，請問能否在公墓上鋪一層綠色草坪？」

當時是戰爭後的寒冬，不要說草坪，就連一株綠色的草都相當罕見。鄭周永對此感到很煩惱，總不能讓各國代表看到一片荒涼的墓地。他立刻召集得力幹部一起開會，不過在你來我往的討論後，依然束手無策。

鄭周永看著夕陽慢慢落在冬日曠野上，陷入沉思：「該怎麼辦？再怎麼想都不可能有草坪……等一下，一定非得是草坪嗎？只要看起來綠油油的，應該就可以了吧？」於是，他立刻開著貨車到附近的麥田，把小麥苗移種到聯合國公墓。

在嚴寒的冬天，各國代表得以在一片綠意中追思為國犧牲的英靈。鄭周永也因為這件事獲得聯合國軍司令部的好感，之後順利接下許多工程，而後創造了世界級的企業「現代汽車」與「現代集團」。

如果是我們遇到這樣的問題，又會怎麼做？當時連溫室都沒有，大多數人恐怕只會想著：「韓國根本沒有草坪，該怎麼辦？若要從東南亞等溫暖的地區進口，時間上又絕對來不及，這根本是不可能的任務。」然而，想解決問題，就必須看穿本質。這個事件的重點不在於草坪或麥苗，而在於「想讓墓地看起來一片綠意，沒那麼荒涼」。

打破常規與固有觀念，從來不是件容易的事。當所有風扇公司都還在研究，如何安裝葉片才能讓電風扇吹得更涼時，電器公司戴森（Dyson）卻已經在自問：「電風扇一定要有葉片嗎？」正是這樣的思考，催生了無葉片電風扇的誕生。戴森領悟到，電風扇的重點不在於葉片或風，而是「讓人感覺涼快」。

面對疾病與肥胖時也一樣，應該把重點放在簡單的事實上——找到有效減重、治病的方法。重點不在於一味鑽研胰島素、糖化血色素（按：血液中血紅素與葡萄糖結合形成的物質，能反映過去兩到三個月內的平均血糖狀況，是評估長期血糖控制的重要指標），或關於維生素B_{12}、壞膽固醇等艱澀難懂的學術理論，而在於讓身體真正恢復健康。基於對「健康本質」的理解，我提出的實踐方法很簡單：**吃有**

生命力的食物——也就是蔬菜與水果，就能解決大部分的問題。

我這個想法並非天馬行空、突如其來，而是仔細研讀許多人類學書籍、進化生物學典籍、健康相關文獻，再加上與許多患者進行諮商後，逐步頓悟而來的結果。

其實，人生也是如此，真相總是單純的。雖然我過去也曾研讀複雜的中醫理論與現代醫學，但最終發現，真正的答案一直就在我們身邊。有無數患者與讀者跟我一樣，親身體驗到攝取蔬菜與水果的好處，不僅成功減重，還遠離了各種病痛。

著有《監獄裡的思索》、被譽為韓國魯迅的思想家申榮福，曾寫下這段話：「腦袋好，不如心好；心好，不如手好；手好，不如腳好。比起觀察，關愛更重要；比起關愛，實踐又更重要；而比起實踐，立場才是最重要的。立場一致，是關係中最美好的樣子。」

而翻開這本書的你，正是與我立場一致的人。我敢保證，**只要實踐本書的內容，就能排出體內累積的廢物，讓身體做到完全代謝，且疾病與肥胖也隨之消失。**當那一天到來，身邊的人驚訝於你擁有健康的肌膚、輕盈的體態，卻以複雜又難懂的理論來反駁你的實證時，請以鄭周永的這句話回應他們：「你試過了嗎？」

第一章

我曾在鬼門關前走一遭

1 渾身毛病的商業人士，如何自癒？

我原本的夢想不是當韓藥師（按：韓醫是韓國的漢方醫學體系，主要是在傳統中醫的體系上，結合朝鮮本土醫藥發展起來，跟中醫略有不同。而韓藥師是專門販售與指導韓藥的國家認證專業人員），第一份工作是銀行員，當時真的很拚，加班和吃消夜簡直就是家常便飯，二十幾歲的青春就這樣度過了。

後來，因為每天工作都會接觸到錢，因此產生賺大錢的欲望，想著：「要不然就來大幹一場？」於是決定轉換跑道，幾經思考後選擇了咖啡事業。我親自試喝並學習沖泡各種咖啡，像是羅布斯塔（Robusta）與耶加雪菲（Yirgacheffe），甚至還自創減肥咖啡，就這樣事業蒸蒸日上。然而不知不覺間，我的體重超過了八十公斤，胸口也出現劇烈的疼痛感。

當時我就跟一般的韓國男生一樣，吃著麵包、餅乾與冰淇淋，喜愛炸豬排、熱狗與炸醬麵。**我因此變胖，且伴隨著失眠、消化不良、暈眩與頭痛等症狀**。現在想想，這是因為我忽視了身體給的警訊才演變成這樣。我當時只能藉由吃消化藥與止痛藥來減緩症狀；如果肌肉疼痛難耐，則會去醫院注射類固醇，並不斷洗腦自己「現在必須更專注在事業上」，來合理化自己的行為。

不過，其實我小時候偏瘦，因為以前媽媽會從田裡摘蔬果，然後煮成美味的飯菜，所以我能在日常飲食中均衡攝取蔬菜與水果。她很堅持不能把工廠做的食品當作餐點，託媽媽的福，那時我的身體很健康。

長大後，當我因為胸痛去醫院就診時，醫生說這是**冠心病的初期症狀，也就是血管出現輕微阻塞現象**。冠狀動脈是負責為心臟供應血液的血管，因此當這些血管變窄和阻塞時，就被稱為冠心病（冠狀動脈阻塞）。而我經過學習才知道，這種心臟病中，有高達三〇％的患者會在毫無症狀下猝死，也就是說，每三人中就有一人未察覺病情便突然離世。就算在發病後的黃金時間（四小時）內緊急送醫，死亡率也高達一〇%。冠心病是美國死因第一名，在韓國排第二，真的是很可怕的疾病（按：在臺灣，心臟疾病在二〇二三年的死因排行中位居第二）。

我遵照醫生指示做了冠狀動脈的血管攝影（利用放射線來檢查血管的方法）。醫生將直徑小於兩毫米的導管放入血管中，並注射顯影劑來觀察血管阻塞程度。檢查過程很痛苦，我完全不會想再經歷第二次。之後我就一直吃醫院開的藥，吃了之後副作用也越來越嚴重，可說是苦不堪言。

後來我覺得再這樣下去不行，因此即使一把年紀還去考韓藥學系。到了那時，我才知道斯他汀（Statins）類的膽固醇藥品會引發神經痛等副作用。由於親身經歷過，我才體會到「醫院與藥品不一定能治癒疾病」的事實，因此中止了所有事業，回鄉療養並投入與健康相關的學習中。

過去，我心中存在一些疑問：「人為什麼會變胖？為什麼會生病？」為此我讀了非常多書，並遵照作者的主張去一一實踐，像是大口吃肉、喝防彈咖啡（在咖啡中加入奶油）。但不僅減肥沒成功，反而加重了病情。

後來，我偶然讀到了一本書，內容提到「智人（Homo sapiens）是吃什麼賴以為生」、「野生動物為什麼不會發胖也不會生病」，看完後，我有如醍醐灌頂般的了解到，不論我們的身體再怎麼複雜，只要遵循自然法則，一切就會如鏡子般清晰可見——我意識到**活生生的人就應該要吃「活的食物」（蔬菜、水果與無添加蔬果汁，也就是蔬果餐），只要捨棄「死的食物」，吃活的食物，就能徹底擺脫肥胖與疾病**（按：本書中提到「活的食物」，是指蔬菜、水果與無添加蔬果汁；「死的食物」是指加工食品、乳製品、肉類、雞蛋、麵包與餅乾等食物）。

從那天起，我把冰箱中所有加工食品、牛奶、魚類、雞蛋、麵包與餅乾等食物全丟到垃圾桶中，並開始實踐蔬果飲食。我並非以「純素」或「素食」的理念來實踐，而是受「活的食物」概念啟發，開始以蔬菜、水果及無添加蔬果汁為主食。

結果相當驚人。**不到兩週**，我的疼痛消失了，而且體重開始減輕。本來拖著**八十公斤、不管走到哪裡都覺得累的沉重身軀，但實行蔬果餐後自然瘦到了六十二公斤**。因為是吃來自大自然的食物，所以沒什麼副作用。在之後的十年，我的身材都維持在一百七十七公分、六十二公斤，而且**從未因生病而踏進醫院**。

在東方醫學中有「藥食同源」一詞，意思是「食物即藥」。以此理論為基礎，延伸出以食物來治療的方式稱為「食治」（按：即食療），而以食物來治療疾病的醫生稱為「食醫」（按：類似現代的營養師）。被譽為西方醫學之父的希波克拉底（Hippocrates）也曾說：「讓食物變成你的藥，讓藥變成你的食物。」然而，許多醫生在宣讀〈希波克拉底誓詞〉（按：醫學生完成訓練後，都得宣讀這段誓言，才能成為醫生）後，便開始違背「這位父親」的遺訓。

他們不以食物為藥，反而開始把有毒的藥當成食物一樣餵給病人，甚至還說出「一輩子跟藥當好朋友」這樣的話。被困在醫院體系裡的醫生，往往不會輕易說出「先從飲食開始改變」的建議，反而經常一臉不耐煩的在三分鐘內結束看診——看著電腦上的圖表與報告，透過「三分鐘診斷」來開藥。我並不是要責怪醫生，而是想指出在資本主義下的醫療體系問題。在這個體系下，病人不是治病的對象，而被當作「賺錢的對象」。診療越快、看越多病人，才能賺到錢。

我並非想責備醫生與醫療體系，因為現實是減輕病人的症狀才能賺到錢。而且不妨想想，如果有個病人因為「痛到受不了」而去醫院，結果醫生卻對病人說明疼痛的原理，像是「疼痛是康復的過程」，或對病人說「忍耐一下，等不痛之後好好改變飲食和生活」，未免太不切實際了。因此，即使醫生知道開一次刀並不會完全根治疾病，還是會建議病人直接開刀，並提供一堆止痛藥。

我經營的韓藥局名為「預防院」，但從經濟的角度考量，預防無法帶來收入，說穿了就是無法獲得經濟利益，難以賦予醫生投入其中的動機。正因如此，我能理解真正有醫德的醫生，為何想對這離譜的醫療體系提出質疑。

2 頂尖癌症治療中心也推崇的蔬果餐

如果有人站出來，說要遵循希波克拉底以飲食來治療疾病，免不了會受到抨擊，尤其蔬菜和水果更容易成為攻擊的目標。例如，有些人會對洗腎患者說「蔬菜的鉀離子過高，不能吃」，或對糖尿病患者說「水果會導致血糖飆升，所以應該避免」，甚至還有人提出「一天不能吃超過半顆蘋果」這種荒謬且不科學的話。

在 YouTube 節目上，我們甚至可以看到穿著白色醫生袍的專家，肩上掛著根本沒在用的聽診器，義正詞嚴的說：「蔬菜和水果不能一起吃。」還有人說：「蘋果、地瓜和香蕉都不能空腹吃。」這些根本沒在大學學過營養學的醫生的「諄諄教誨」，讓一些作為節目現場觀眾的婆婆媽媽，像沒靈魂的娃娃般拚命的點頭說：「原來是這樣！」

全世界任何一個頂尖的癌症治療中心，都不會勸患者不要吃蔬菜水果。連續七年被選為美國最佳醫院的妙佑醫療國際（Mayo Clinic，又名梅奧診所），甚至推出「梅奧飲食法」（Mayo Clinic Diet）的飲食原則，當中提到「**除了蔬菜與水果以外，所有零食一律禁止攝取**」。此外，像是德克薩斯大學安德森癌症中心（M.D. Anderson Cancer center）、約翰霍普金斯大學醫學院（Johns Hopkins School of Medicine），與紀念斯隆—凱特琳癌症中心（Memorial Sloan Kettering Cancer Center）等世界知名的癌症治療中心，基本上都會要求患者攝取蔬果。

此外，因為加熱會使酵素（Enzyme）失去活性，因此生的蔬菜和水果被認為是具有「生命力」的食物。

人們須轉換自己的認知：蔬菜和水果不是餐後吃的點心，而是將人體內大掃除的「清道夫食物」。如果將它當作飯後甜點，等於是先吃死的食物後再吃清潔的食物。水果本身沒有罪，一直以來卻被食品與製藥公司隨意撻伐並定罪。而我想在此為水果和蔬菜發聲，它們不僅無罪，更是能拯救我們免於肥胖與疾病之苦的戰士。

果樹為了順利繁殖，會長出茂盛的果實，並提供一些好處（美味、營養等），讓包含智人在內的靈長類動物願意享用。而動物透過排泄，將果樹的孩子，也就是種子排泄到遠處。如果果實對動物（果樹的繁殖媒介）有害，動物就不會再吃這些果實，便會導致果樹的繁殖失敗。

果樹會開花，並透過蜜蜂授粉，最終結果實。樹葉則多半是綠色的，未成熟的果實大都也呈現綠色。這是為了讓動物知道「還沒成熟，不能吃」，而呈現和樹葉相似的顏色，且還很苦澀，讓動物難以下口。一旦成熟，就會變成紅色、黃色等繽紛的顏色來誘惑動物。這是一個訊號，請求動物吃掉自己，將種子成功散播到更遠的地方。大自然就是如此和諧又神祕。

現代人被稱為「智人」，也就是「有思想的人」之意。智人與黑猩猩的基因相似度高達九九．六％，且根據部分人類學者的看法，早期人類一直都是以蔬果為主食，這與黑猩猩以水果、嫩葉為主的飲食習性頗為相似。因為人類沒有尖銳爪子能捕食野牛，也沒有尖利的牙齒來撕裂鹿肉，但有靈活的雙手能摘取果實與蔬菜，且口腔結構也很發達，適合將果實與蔬菜細嚼慢嚥後吞食。

然而，曾支撐智人生存的多樣蔬果飲食，在一萬多年前的農業革命後逐漸式微——人類學會用火、群聚形成部落，並開始耕種、飼養家畜，但也開始為某些健康問題所苦。因為人類不再需要走數十里路去汲水或尋找食物，活動量大幅減少；本來吃著多樣野生植物，後來營養來源變得單一，難以均衡的攝取各種維生素與礦物質。尤其進入現代社會後，穀物被過度加工成粉末，並加入過多人工添加物，於是開始衍生出各種健康隱憂。

能證明智人並非以肉類為主食的例子不勝枚舉。世界級人類學者，同時也是《槍炮、病菌與鋼鐵》（*Guns, Germs, and Steel*）的作者賈德・戴蒙（Jared Diamond），在他的另一本名著《第三種猩猩》（*The Third Chimpanzee*）中提到：

「根據研究指出，即使是現代仍從事狩獵與採集生活的族群，工具遠比早期智人時期精良許多，但一個家庭所需的熱量，大部分仍依靠女性採集而來的植物。男性帶來的不過是像兔子般的小動物，以及圍在篝火旁吹噓的英雄事蹟。

「偶爾，男性也能抓住大型動物以提供蛋白質來源，不過這僅限於四周幾乎都沒有植物，且以大型動物為主食的北極地區，但人類開始居住在北極不過是數千年前的事。（中略）因此在歷史的長河中，人類從不是偉大的狩獵者，只是為了獲得植物和小型動物，而使用石器的聰明猩猩而已。」

也就是說，在一萬多年前人類開始發展農業前，我們的祖先並不是擅長狩獵的野獸，只不過是因緣際會（無可奈何）之下吃了肉的狡詐猩猩。但在一萬多年後，出現了更可怕的東西，那就是加工食品（麵包、餅乾、加工肉、漢堡與碳酸飲料等）。就我個人來看，我認為只有蔬菜、水果和全穀物才是健康食物。而各種肉類和加工食品只會帶來肥胖和疾病。

世界癌症研究基金會（World Cancer Research Fund）在近十年間，針對五千一百萬人進行飲食習慣與生活方式的調查後，發表了「預防癌症十大守則」，其中第三名是「每日攝取四百克的蔬菜」。順帶一提，前兩名分別是「維持正常體重」、「多活動身體」。

最近，韓國國立癌症研究中心也發表了「防癌十大守則」，其中第二名是「充分攝取蔬菜水果」、第一名是「不抽菸且遠離二手菸」。也就是說，這兩個機構同時都發表了飲食的重點是「多吃蔬菜與水果」。

現代的飲食觀念也正從「均衡飲食」轉型成「蔬果優先」，我覺得比起「轉型」這個詞，或許更正確的說法是「走向正軌」。現在有很多人表示「知道多吃蔬果對身體有益，但不知道該怎麼吃」，對此，我推薦**七三法則**，**也就是蔬菜水果占飲食的七〇%，另外三〇%則採取一般飲食**。我也是利用這個法則成功瘦下十八公斤且沒有復胖，一直維持在一百七十七公分、六十二公斤的身材。我敢保證只要實踐兩週，一定就能感受到這個奇蹟。

3 三個月不喝牛奶，孩子一覺到天亮

我是一名經營韓藥局的韓藥師，偶爾會有一些罹患慢性疾病的患者，輾轉求診於韓國的大學附設醫院和韓方醫院後仍無改善，最後來找我。由於我是主修韓藥學的韓藥師，因此無法進行任何的檢查或診斷，僅能依照韓藥師的本分為病患提供諮詢服務，並在韓國保健福祉部規定的範圍內，推薦適合病患的韓方產品。

針對某些病患，我會建議他們改吃蔬菜水果而非吃藥。現在我不再使用「奇蹟」這個詞，而是會說「痊癒」（指的是完全的根治，而非單純的病情緩解）或「被治癒了」。以下介紹我覺得非常值得分享的兩個案例。

有很多夫妻想要小孩，卻飽受難以懷孕之苦。我認為，這可能與身體接觸到各種環境賀爾蒙與加工食品的汙染有關，如果完全排出這些體內垃圾的話，就更有機會迎接新生命的到來。

有很多年輕夫妻為了懷孕，多次嘗試試管嬰兒植入、人工受孕等各種方法，然而即使檢查顯示夫妻雙方都沒有異常，仍因受精卵無法著床而承受不孕之苦。為此花了一大堆錢，卻只換回身心俱疲的結果。

其中有一位病患，她自己不想來，是被娘家的媽媽硬拖來我的預防院。我檢視了她一天的飲食：早餐是麵包與咖啡、午餐是咖啡和三明治，晚上又是咖啡搭配其他麵包，可說是咖啡因成癮加上「麵包狂魔」。像這樣一天喝超過三杯咖啡、吃三個以上的麵包，通常會被稱為「碳水化合物成癮」。

二〇一八年，加州高等法院對包含星巴克（Starbucks）在內的九十家咖啡公司做出判決，要求須在咖啡杯上標注致癌警告標示。這是因為咖啡豆在烘焙過程中，會產生名為「丙烯醯胺」（Acrylamide）的化學物質。像是炸薯條、洋芋片與咖啡等，在被加熱超過攝氏一百二十度高溫時，都會產生這種成分。國際癌症研究機構（International Agency for Research on Cancer）也把丙烯醯胺列為「2A致癌物質」（可能對人類致癌）。

我們偶爾會聽到「咖啡每天不宜超過一杯」的健康警示，其實是在提醒——即使一天一杯，也對身體有害。尤其應該要知道，對承擔孕育新生命責任的女性來說，咖啡的危害相當大。我對同行的媽媽和患者說明情況後，勸她**戒掉咖啡，並將飲食改成以蔬果為主**。

這位患者之前已經去過有名的韓藥局且服用很多韓藥，所以我沒有另外開立韓藥處方。在三個月後，我接到一通電話，得知患者懷孕的好消息。後來又過了一段時間，連我自己都要忘記這件事時，對方又打電話告知已平安生下健康的孩子。這都是因為患者能將身體內的毒素排出，並攝取富含生命力的酵素飲食，也就是蔬菜、水果的緣故。這個案例讓我再次深刻體會到，只要遵循自然法則，我們的身體就能完全恢復。

第二個案例是一位媽媽帶著剛滿十三個月的孩子前來諮詢，她說孩子不管怎麼哄都不肯睡覺。小孩喝母乳到一百天左右，接著吃了六個月的輔食，從八個月開始逐漸接觸一般的食物。

孩子不僅白天不肯睡，晚上也一樣，每一至兩個小時就會醒，所以媽媽苦不堪言。她也曾帶孩子到大醫院進行血液檢查等多種檢測，結果顯示一切正常。也有醫生說可能是缺乏鎂，或因為睡眠不足需要服用褪黑激素等，不過因為孩子還小，所以暫時不能進行這些治療，因此媽媽懷著苦悶的心情來找我。

一如我前面所說，問題在於吃什麼。這位三十多歲的媽媽自己吃加工食品，也讓孩子跟著一起吃。甚至因為孩子喜歡，還買廣告宣稱是兒童專用飲料的產品給他喝；當孩子哭鬧時，餵他吃糖果或果凍；發現孩子喜歡吃炸雞，所以也給他吃。我聽到後嚇了一跳，她竟然把充滿各種化學添加物的「死的食物」，餵給這麼小的孩子吃。

我請這位媽媽**將蔬菜和水果打成泥，做成輔食給孩子吃**。其實母乳哺育最長可以持續到三十六個月，不過忙碌的現代人多半只餵初乳，之後就讓孩子喝奶粉或牛奶。我建議這位媽媽**停止讓孩子攝取任何乳製品**，也向她說明乳製品並不是完美的食物。

大概經過三個月，媽媽打電話來，說現在孩子白天能睡足兩個小時，晚上也能好好睡滿十個小時，不會一直醒來。本來因為孩子不睡覺而苦惱的媽媽，瞬間像被從監獄中釋放一樣開心。媽媽還說看著孩子的笑臉，真的覺得「終於感受到人生的樂趣」。

我們必須知道，不論是正在生長中的孩童或已經停止成長的大人，我們的模樣會隨著每天吃下去的東西改變。如果因為一時疼痛或身體不適就依賴藥物與醫院，疾病只會更加深入的滲透到體內。改變飲食、將身體內的廢物排出，就能喚醒人類與生俱來的自然治癒力。

請想想「毒」這個字。從小篆來看，是生命的「生」，加上不必要的「毋」，也就是「生命中不必要的東西」。所有有生命的動物與植物都以生存與繁殖為主要任務，第一目標是生存，也就是活下來。因為若是死亡，則不論金錢、名聲與情愛不過都是過眼雲煙；而第二目標是繁殖，因此母親孕育孩子時，更應該避開生命中不必要的「毒」。當孩子還在腹中時，每個母親都為了給孩子最好的營養而殫精竭慮，因為如果吃了有害的食物會危及孩子。

除了特別的例外（河豚或毒蘑菇），人類如果誤吃有毒物質，會先從嘴巴吐出來；若較晚察覺，等腸胃發現時也會吐出來；最後再更晚才發現，則會引發腹瀉，將毒素排出體外——人類就是擁有這樣治癒力的聰明動物。但可怕的是，包含牛奶在內的各種加工食品，在經過加熱處理後會被加入各種化學添加物，偽裝成人體無法察覺其毒性的樣子。

有句話說：「我們所擁有的想法，並非源自於我們自身。」這與另一句話：「我們的觀念，很大程度上是由媒體與商業資本主義所形塑與灌輸。」很相似。所謂的宗教、思想與傳統均是如此。所以我希望你能屏除外界灌輸的思想，以像小學生般純真、好奇的心情來讀這本書。

因為如果不能從內而外的改變想法，那麼錯誤只會不斷的重蹈覆轍。我們的想法會受外在環境影響而形成一道束縛我們的繭，現在必須掙脫這個繭。但從外部弄破的話，生命會死亡，要從內而外破繭而出才能獲得新生。所有偉大的東西都是由內開始。

你試過了嗎？

異位性皮膚炎在三週內消失

（預防院網路社群案例：李多彬，二十六歲男性）

我從小就有異位性皮膚炎。小時候因為額頭和背部經常布滿水泡，所以很害怕早上起床面對這個慘狀，甚至還曾有頭皮上的水泡破掉，一直流膿的情況。我也記得醫生曾告訴我：「異位性皮膚炎不可能痊癒，要把它當作一輩子的朋友。」

為了對抗異位性皮膚炎，我真的能試的都試過了。像是用蒸餾水沐浴、用綠茶洗臉、塗木醋液、吃月見草油、接受免疫治療（花了幾百萬韓元）、注射類固醇、服用抗組織胺藥物，以及採用高劑量維生素C療法等，但收效甚微。

最後我才明白，關鍵其實在於飲食。因此從二〇二〇年開始，我嘗試了一天一餐、三日斷食、健身菜單（雞胸肉與蔬菜）、低脂肪菜單、全植飲食（Whole Foods Plant-Based Diet，指沒有加工過的植物性飲食，如蔬菜、水果、全穀類等）菜單等，過程跌跌撞撞、不斷碰壁。維持健康的飲食真的非常困難，我也曾經三天打魚，兩天晒網，乖乖吃了幾天又開始管不住嘴，不僅吃了韓式湯飯，還一週吃了三次烤雞。因為執行困難，甚至覺得自己快要得憂鬱症了。就這樣不斷嘗試、失敗，然後暴飲暴食，我在這樣的循環中，慢慢理解到飲食的重要性。

透過低脂的全植飲食（包含熟食），除了脖子與臉以外，我**全身的異位性皮膚炎都消失了**。我大概執行了超過兩個月的時間，也不再使用類固醇藥物，明白了「原來蔬食才是正解」。不過因為臉部的症狀沒有好轉，所以在脖子與臉塗抹了普特皮軟膏（Protopic）。雖然已經比以前改善很多了，不過在他人看來，依然是異位性皮膚炎的患者。

後來朋友送我一本曹承佑院長寫的《蔬果餐》一書，裡面有一句話鼓勵了我：「就算今天吃了炸豬排，只要明天努力吃蔬果就可以了。」讓我擺脫了對飲食的強迫觀念，能無負擔的決定要吃什麼。

於是，我決定在三週內徹底實行蔬果餐。同時，我也讀了道格拉斯・格蘭漢（Douglas Graham）的《活的食物，死的食物》（暫譯自*The 80/10/10 Diet*），這本書和曹承佑院長的「吃活的食物，而非死的」理論相同，也讓我產生勇氣。

一開始，我會吃浸泡過的糙米、各種蔬菜與水果、海帶苗（目的是攝取鹽分），以及飲用加入紅蘿蔔與蘋果的無添加蔬果汁。然後，我發現只要吃到香蕉、柳橙與橘子時，就會出現發炎反應。但只要停止攝取這些水果，不僅發炎反應消失，臉上像雞皮疙瘩一樣的突起也會消失。另外，雖然全植飲食也對身體健康有益，但跟只吃蔬果相比，見效的速度比較慢。

剛開始實行的第一週不僅沒什麼太大的效果，反而還覺得更癢，但我知道這是**瞑眩反應**（按：又稱「好轉反應」，在自然療法的觀點中，指身體在調節過程中出現的暫時性不適現象），所以還是繼續堅持。經過第二週後，我的氣色變得很好，感覺到「皮膚不曾這麼光滑過」。那時去參加朋友結婚典禮拍的照片，可說是我人生中皮膚看起來最好的時候。

此外，實行蔬果餐的第一週，剛好公司安排了健康檢查，結果顯示肝指數偏高，但我沒有特別擔心，因為我相信曹承佑院長的話並滿懷信心。進行蔬果餐三週後我再次驗血，發現所有數值都恢復正常了，真的非常神奇。原本的高血脂和偏高的膽固醇，也透過蔬果餐改善。

而且我從小腸胃就不好，所以經常排出稀便（還伴隨惡臭），但在實行蔬果餐後，能排出香蕉形狀的成形便，排便也很順暢，稍微用力就像從水上樂園的滑水道般滑下來，此外也沒什麼味道。

還有，有異位性皮膚炎的人通常也有鼻炎，我因為鼻子總是塞住，因此經常用嘴巴呼吸。但在改吃蔬果餐的初期，我狂流了幾天鼻水後，鼻炎竟然神奇的消失了。在我小時候的照片中，總能看到手上隨時捏著衛生紙的樣子，現在居然一整天幾乎不需要用衛生紙擦鼻涕了。

第二章

變年輕的方法

1 只吃活的食物

我寫這本書，是為了傳達一個訊息：吃蔬菜與水果，來幫助身體排出廢物與毒素。同時，我也想告訴大家，只要持續吃蔬果，高血壓與糖尿病等疾病就可能改善，甚至在回診時，也讓醫生對你的改變感到驚訝。

首先，我想問你一個問題：我們的身體裡，有哪個部位是「細長且貫通」的？你或許會對這個問題感到疑惑，覺得好像再怎麼看，都沒有貫穿相通的地方。但如果仔細觀察就會發現，的確存在一條這樣的通道——就是嘴巴到肛門，一路暢通無阻。食物從嘴巴進入人體後，會依序經過食道、胃、小腸、大腸，最後從肛門排出體外。這是一套貫穿人體、連接各個消化器官的系統。

如果將這條通道攤平拉直，其長度約達十公尺，也就是大約三層樓高。關於人體的消化系統，請參考下頁圖表1，這是由我相當尊敬的諾曼・沃克（Norman Walker）博士親自繪製。他主張「只要吃活的食物，就能徹底排出體內的毒素與廢物，擺脫肥胖與疾病」，是我的精神導師。博士把自己當作實驗白老鼠，親自嘗試各種飲食方式，最後得出這個結論。他在著作中寫道，自己曾因吃了媒體吹捧的各種垃圾食物，而體驗到命懸一線、死裡逃生的經歷。

他在知名著作《變年輕的方法》（暫譯自*Become Younger*）中提到：「某一天，我開始將自己當作白老鼠，進行各種飲食實驗。自從做了這個決定後，只要食品業界宣稱『這樣吃能變健康』，我就會照著嘗試。那段時間，我幾乎每天都吃由麵粉製成的加工食品及麥片，同時喝下大量的牛奶。這些飲食方式是由相當具有權威的醫生提出，他們堅信這些食物裡『含有生命所需的一切營養素』，而我就這樣持續吃了兩年。

「直到某一天，我躺在床上完全爬不起來。當時我已經從七十公斤胖到一百公

圖表 1　人體的消化系統

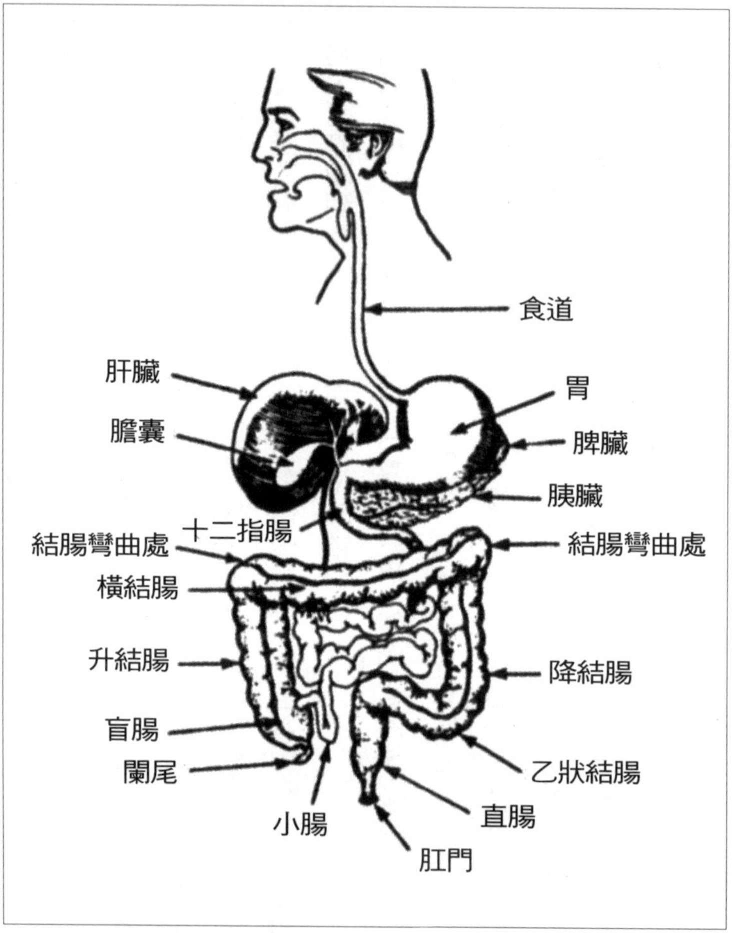

▲ 此圖由諾曼．沃克親自繪製。

斤，雖然外觀看起來還像是個正常的英國人。在那個宛如命運轉折的清晨，我一開始動彈不得，最後奮力移動並從床上滾下來。從那以後，我開始遍訪名醫，**醫生都說我因為肝硬化及神經炎而引發了嚴重併發症，因此我的生命恐怕撐不過幾個月**。

「醫生勸我進行藥物治療，不過我拒絕了，因為我想起幾年前朋友對我說的話。他是信仰自然療法的生食主義者，他曾對我說：『如果你生病的話，不管怎麼樣都不要吃藥，因為藥本身都是毒。疾病是因為體內堆積了殘渣與廢物才產生的，一旦生病，可以先短期斷食，並每隔三十分鐘喝一杯乾淨的水。之後，盡可能**吃有生命力的食物，像是蔬菜與水果，或自製無添加蔬果汁來喝**。這麼做的話，就能自然康復（按：一味拒絕用藥、盲目斷食或只靠蔬果療法，可能因體質或病情不同而引發惡化、失衡等嚴重風險，必須謹慎判斷）。』

「我躺在病床上，朋友說過的話不斷在耳邊響起。於是，我決定照著他的方法去做，結果正如他所說，**三天後我就能下床行動了**。到了第三天我進行了灌腸，當時排出的糞便氣味異常刺鼻。就在那一刻，我終於理解朋友的話——導致疾病的，正是體內長年累積的廢物。

「為什麼會有這麼多不好的東西和廢物殘留在體內？真的很不可思議。我過去一直按照媒體教的方法吃飯，結果不僅變胖，最後甚至還起不了床；而我的朋友只是單純吃蔬菜、水果和全穀類，卻一直保持苗條又健康。難道這樣的生活方式，我就做不到嗎？於是，我決定跟著他的方法去做。**六個月後，我的體重回到原本的七十公斤，且不僅病痛消失，整個人也充滿了活力。**」

2 河流因垃圾而堵塞，身體也是

諾曼·沃克出生於一八七五年，逝世於一九八四年，享年一百零九歲高齡。他一直到辭世之前都奉行自己的理論，即「吃活的食物來確保身體健康與長壽」，因此廣為人知。雖然他不是醫生，對人體的理解卻比一般醫生多，所以被尊稱為「醫生們的醫生」。甚至因為他主張每天都要喝蔬菜汁和果汁，為此還發明了榨汁機。他曾自信的宣告「我不會老」，也因致力推廣蔬果汁，而被稱作為「果汁先生」（Juice Man）。當然，在此所說的果汁，指的是直接將蔬果榨成汁的「無添加蔬果汁」。

如第四十八頁圖表1所示，我們的身體從嘴巴到肛門是一條貫通的通道。換句話說就像一條長長的管子，而我們每天吃下的大量食物都會經過這個通道，並經消化後排到外面。請試著想像：就算是河水從上游流向下游，沿途也會有很多垃圾堆積在河岸，而我們的身體又何嘗不是如此？

如果河水只是夾帶著樹葉與枯枝流動，仍能一直保有純淨的樣子，因為樹葉和枯枝都會腐爛並回歸自然；然而，如果河水與寶特瓶、餅乾袋、保麗龍等各種垃圾一起流動，相信結果大家都知道，這些垃圾會堆積在河岸，最終影響河水流動。

紙張在自然的狀態中分解，需要耗費十年之久；木筷、皮鞋或布料，約需要二十至四十年；拋棄式尿布和金屬罐需要一百年；保麗龍和寶特瓶則需要五百年以上的時間。如果這些人工製造的廢棄物被排入河中，就會造成河流堵塞，讓大自然蒙受百年、千年的傷害。萬一因堵塞而造成河水改道，更可能會形成水災而影響附近村莊的人民。

不妨到海邊看看，在韓國的南海岸，到處都是從日本飄洋過海而來的垃圾，西海岸邊則堆滿從中國來的垃圾。當然，韓國的垃圾也會隨著海洋，漂流到中國與日本的海岸。而我們的身體也和這片海洋一模一樣。因此我想說的是，**把進入體內的各種毒素、身體產生的各種廢物徹底排出，才能維持真正的健康。**

想讓身體保持健康，就必須阻止垃圾進入體內，或就算有垃圾進入體內，只要體內的清潔系統能順暢運作就不必擔心。河水裡的垃圾如果被清理乾淨，就能確保水流清澈、潺潺不息；同樣的，體內的垃圾若能完全排出，就可以擊退肥胖和疾病——這就是我主張蔬果餐的理由。

你試過了嗎？

不到兩個月，體重減六公斤

（預防院網路社群案例：朴賢貞，三十九歲女性）

我現在每天都會吃一到兩餐蔬果餐，而且已經戒掉咖啡因一個月了。在實踐蔬果餐的第一週，我感覺到排便量增加，當時心想「原來這就是宿便」，而且氣味非常難聞；到了第二週，開始頻繁打噴嚏、流鼻水，痰的量也明顯增多；目前進入第五週，我原本有鼻炎的老毛病，現在雖然還有些微症狀殘留，但整體狀況已經大幅改善。

一開始，我會在早上空腹時，將蘋果和紅蘿蔔放進果汁機打成蔬果汁飲用，**後來改成直接細嚼慢嚥的吃原型食物，結果發現，雖然吃的量變少了，飽足感卻反而**

更強。

到了第三週，我的體重減輕了一公斤，也發現原本突出的下腹變小，變化明顯到連家人都看得出來。到晚餐時間，我會慢慢咀嚼堅硬爽脆的紅蘿蔔與小黃瓜，沒多久就會產生飽足感，所以不必擔心過量的問題。不過，在第三週的週末，我忍不住放縱自己，吃了一直很想吃的海苔飯捲和炸雞，沒想到當天下午肚子開始隱隱作痛，最後甚至拉肚子，把腸胃裡的東西清得一乾二淨。

進行到第四週的第一個早晨，我按照曹承佑院長的建議，為了讓身體有充分的時間解毒，在白天維持了十二小時的空腹狀態後，才開始吃午餐。當時，我回想起曹院長曾提過「攝取↓吸收↓排出」的理論，以及「不吃早餐也沒關係」這句話，因此隔天我也照樣維持空腹到中午十二點，才開心的享用午餐。

雖然實踐蔬果餐的過程中，我也曾差點就忍不住暴食，但想到自從開始實行後身體變得輕盈有力，於是克制住暴食的衝動。在第四週的週末，我吃了一直想吃的烤五花肉，結果覺得肉腥味太重，吃得很勉強。可能因為持續吃蔬果餐，喜好口味也逐漸改變，但為了不浪費還是硬著頭皮吃完。結果隔天清晨，身體就將吃下的食物全部排泄掉，而且非常臭。

現在，我已經實踐蔬果餐快兩個月了。我原本有痔瘡的困擾，但現在排便後，能感覺到腹部輕鬆舒適。除此之外，口味偏好也產生了變化，像是肉類、魚類、雞蛋與牛奶等，都覺得腥味太重而不再吃。有時我會忍不住誘惑，吃了麵包和餅乾，但每當這樣做，晚上睡覺時身體就會開始發癢。

在執行蔬果餐的兩個月期間，我的身體發生了大大小小的變化。首先是明顯**感受到肚子的贅肉減少，體重也減輕了六公斤**。此外，我**幾乎不再打嗝或放屁**，還有，對炸物、炸雞和烤五花肉等過去喜愛的食物，都不像以前一樣覺得美味了。尤其吃了油膩的食物後，腸胃很快就會感到不適，並迅速將食物排出體外。不知道是不是因為我在短時間內，就適應了蔬果餐的緣故？也因此，我決定不再吃那些會讓身體散發難聞氣味的食物。

以上，就是一位三十多歲的未婚女性，懷抱著「希望身心都能散發出水果香氣」這個夢想的實踐故事。

第三章

完全代謝，這樣吃

1 每天吃一根紅蘿蔔

前一章我介紹了活到一百零九歲的諾曼．沃克，而在韓國也有一位高齡九十幾歲的李時型博士，他是自然醫學界的前輩，即使高齡九十，但外表看起來就跟七十多歲一樣。

李時型博士在年輕時，前往被稱為自然醫學始祖的瑞士的「Usha Veda 自然療法學院」求學。該機構在每天早上，都會讓病患**飲用以蘋果與紅蘿蔔打成的蔬果汁**，並表示這是從一八九七年起就開始使用的不老祕訣。詢問背後原因，該機構回答：「紅蘿蔔會從土壤中吸收所需的養分，並儲存在根部。」李博士直到九十歲的今天，依然會在每天早上做完體操與冥想後，喝一杯蘋果紅蘿蔔汁。這習慣已經維持了五十年，而且據他說這五十年間，不曾感冒或頭疼腦熱。

博士會將兩根紅蘿蔔與一個蘋果放入果汁機或榨汁機中製成果汁來喝，且由於他是在UshaVeda自然療法學院中習得此方法，所以將這個果汁命名為「Veda果汁」，並由韓國的一家食品公司製造販售。然而，市面上販售的果汁經常會加入各種添加劑。因此，我希望你在家自己做無添加物的Veda果汁來喝。

紅蘿蔔的韓文為「당근」，發音是來自漢字的「唐根」，是唐朝的「唐」與根部的「根」。紅蘿蔔的另一個名稱是「胡蘿蔔」，意思是從胡地（按：古代中原對西北方異族或外來民族居住地的統稱，約略對應今日中國西北與中亞地區）傳過來的蘿蔔。此外，像是南瓜（호박）、糖餅（호떡）與核桃（호두）等韓文詞語都有「호」一字，「호」代表的是「胡」，意即從胡人那裡傳來。不過這些東西在傳入韓國後已經本土化，所以韓國人都把它們當作傳統食品。

蘿蔔是非常好的根莖類蔬菜，因此我希望大家一天能吃一根紅蘿蔔。紅蘿蔔富含β-胡蘿蔔素（Beta Carotene），一根紅蘿蔔的β-胡蘿蔔素，其含量高於韓國食品醫藥品安全處「每日建議攝取量」的七倍。就連世界最棒的自然療法醫院，也每天早上讓患者喝紅蘿蔔汁，希望大家都能相信它的效果並天天食用。

不過令人難過的是，孩子最討厭的蔬菜第一名就是紅蘿蔔。我也曾想過理由，推測可能是口感的關係。**如果不喜歡直接吃，可以每天早上和蘋果一起榨成蔬果汁來喝**。紅蘿蔔的營養成分真的說不盡，不僅有β-胡蘿蔔素，還有維生素（A、B、C、K）、鈣、鉀、碘、脂質、葉酸、鋅、鐵等。

我將紅蘿蔔的功效歸納成以下三點：第一是有益眼睛健康。β-胡蘿蔔素進入人體會轉變成維生素A，而維生素A是對眼睛很有幫助的成分。像是**有乾眼症的人，與其點人工淚液，不如每天吃一根紅蘿蔔**。我們在電視購物頻道上，常會看到節目用「白內障」、「黃斑部病變」等詞彙恐嚇觀眾，以推銷葉黃素（Lutein）產品。我想問你，是天然成分比較好？還是人工成分比較好？所以，是要直接吃有益眼睛健康的紅蘿蔔？還是吃經過加工萃取的葉黃素產品？

第二個功效是對皮膚有益。我們的五臟六腑各自有數不清的工作，尤其是被稱為「沉默的器官」的肝臟，一天負責的功能超過五百種。事實上，如果再加上尚未被探究出來的，可能超過數千種。而紅蘿蔔有助於減輕肝臟負擔。

體內的毒素如果能被好好排出，會最先反應在肌膚上。有時會有人說我的氣色很好，問我是不是擦了化妝品？但其實我沒塗任何保養品或化學藥品。而我的好肌膚祕訣就是多吃蘋果、高麗菜、萵苣、紅蘿蔔與各種無添加蔬果汁（見下頁圖表2）。當我們看到他人臉色黯沉時，會脫口說出「您的肝好像不好」——沒錯，肝臟的健康，往往會反映在皮膚的狀態上。肝與皮膚的關係就像夫妻一樣，妻子生氣時，丈夫當然也會鬱悶，而丈夫如果開心的話，妻子也會高興。只要多攝取蔬菜和水果，就能將體內的廢物徹底排出去，而肝變好，皮膚自然也會變好。

第三則是對血管好。紅蘿蔔富含類胡蘿蔔素（Carotenoid），能減少內皮細胞的炎症並預防動脈硬化。而且紅蘿蔔富含鉀，能促進血管擴張與血液循環，這一點已經被無數的論文研究證實。此外，因為有益血管健康，當然也有益腦血管健康，故而也能預防中風。

哈佛大學（Harvard University）曾針對九萬名護理人員進行一項研究，歷時八年。該研究將護理人員分成三組，分別是每天吃紅蘿蔔的A組、完全不吃紅蘿蔔的B組，與每週吃一至兩次紅蘿蔔的C組。研究結果顯示，每天攝取紅蘿蔔的A組，其中風發生率低於完全不攝取的B組約七〇%。所以，是要吃紅蘿蔔來預防中風？還是吃電視購物頻道上賣的藥來預防中風？

我經常推薦大家早上喝無添加蔬果汁，但有些人會先喝蔬果汁後再吃牛奶和麵包；我叮嚀大家要吃活的食物，不過也有人吃了紅蘿蔔和蘋果後，又繼續吃麵包和泡麵。

大家應該傾聽自己身體的聲音。時時刻刻感受身體的變化，並只專注在一件事情上，努力的實踐蔬果餐。還有，就算午餐和晚餐是正常吃，至少

圖表2　每日建議攝取的蔬果分量

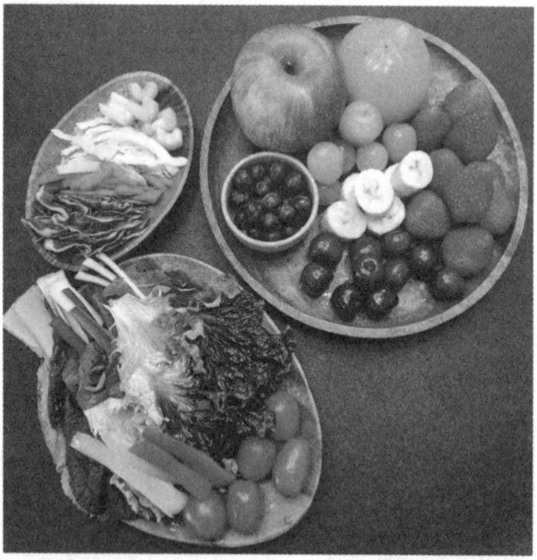

▲ 作者的好肌膚祕訣就是蘋果、高麗菜、萵苣、紅蘿蔔與各種無添加蔬果汁。

在中午十二點之前的排毒週期（身體週期見第七十頁圖表3）為止，保持空腹或攝取蔬果餐、無添加蔬果汁。

如果是吃蔬菜與水果，就不必擔心吃過量，因為只要攝取到一定的程度，大腦就會停止下達「繼續吃」的指令。但添加了滿滿的糖與人工甘味劑的加工食品，會擾亂我們的大腦——因為食慾調節中樞感到混亂，所以會吃不停。因此有些人明明肚子已經飽了，卻還是一邊看著電視，一邊把餅乾塞進嘴裡，一直吃到睡前為止。現在還有研究室努力研發讓人「飽了還是能一直吃」的化學物質。只要改變想法，你就能成為生命的主體；若你不成為自己身體的主人，就只能忍受這些操控。

除了特別的情況（像是節慶或嘗試特別的料理），我並不建議將紅蘿蔔炒熟或煮熟。因為只要經過加熱，就會變成「死的紅蘿蔔」。最近有報導指出，使用橄欖油清炒紅蘿蔔，能提高β-胡蘿蔔素的吸收率（按：β-胡蘿蔔素經適度加熱，反而更容易被人體吸收），但我認為這種說法是一種行銷策略。這個建議就像「因為只有小明很會讀書，所以其餘的二十名學生都不必來學校了」——為了提高一種營養素的吸收率而炒熟，卻殺死其他的營養素，那紅蘿蔔還是真的紅蘿蔔嗎？

然而，雖然我們已經知道「活的紅蘿蔔」是這麼好的食物，但像兔子一樣啃著吃還是很難入口，因此我推薦做成蘋果紅蘿蔔汁來享用。將兩顆蘋果與一根紅蘿蔔打成蔬果汁，分成兩杯，早上一杯、下午一杯即可。

我再提供一個小祕訣，就是先放入蘋果，再將紅蘿蔔切成小塊分次加入，這樣使用果汁機或榨汁機會更方便。對有便祕困擾的人來說，蘋果紅蘿蔔汁就是良方，在我經營的預防院網路社群上，會員們對此皆異口同聲的推崇。

2 先將早餐換成蔬菜水果

生活在都市的我們，身邊約有七〇%的食物都是加工食品。

蔬菜須經過幾個月的栽種才能成熟，水果則往往要花上一整年。不論蔬菜與水果，都是經歷風吹雨淋、吸收陽光與土地的營養，並經過一定的時間才能長成。植物透過光合作用，將二氧化碳與水轉化為有機化合物，並從土壤中吸收無機礦物質，合成出多種對人體有益的營養素。而這個過程需要時間來孕育。

此外，我個人會將有機化合物的「有機」二字，再延伸成「有生機、有生命力」的意思。

但加工食品的情況不同，只要準備好材料，一天內就能生產出幾千、幾萬人吃的食物。我認為加工食品並不是食品，因為死的食物無法創造生機，只有蔬菜和水果能提供活的酵素，也就是有生機的食物。

我一直告訴大家，只要遵守七三法則，也就是蔬菜水果占七〇％、一般飲食（經加熱或加工的食品）占三〇％的飲食原則，就能成功瘦身並擊退疾病。在初期可能會發生**瞑眩反應**（按：以下介紹的瞑眩反應，若症狀持續或加劇，建議尋求醫療評估），**最代表的症狀是拉肚子，請不要誤以為是副作用**。我們的腸胃若長期習慣了加工食品中的添加物（如防腐劑、調味劑等），缺乏膳食纖維與天然植物成分，當增加蔬菜與水果的攝取量，腸道開始活化與調整，便有可能拉肚子。我認為這是身體因覺醒而在體內大掃除。

開始吃蔬果餐的前兩週，也可能會出現發癢或流鼻水的情形，無須擔心也不必因此中斷。畢竟身體多年已習慣加工食品，之後要適應天然飲食，怎麼可能不需要時間？

人體為了防止外部入侵會啟動自我防禦機制，像是出現發熱、嘔吐與腹瀉等症狀，以排除體內的有害物質。也就是說，只要吃到有毒物質就會往外排出；但現代加工食品的情況不同，我們的肝臟、腎臟與胃無法對它們做出立即反應，故而我們吃下肚時可能感覺胃有點脹脹的，但因為味道讓人上癮，所以還是會一口接著一口的吃下去。

在這樣的情況下，適量攝取蔬菜與水果能喚醒我們的腸胃，並讓消化與吸收力變好。當消化與吸收力改善，**皮膚自然也會變好。這是由於晚上的睡眠品質因此提升，有助於肌膚再生、加速身體恢復的過程**。部分鼻炎或異位性皮膚炎的患者在飲食調整初期，偶爾會出現流鼻水或痰變多的情形。這時完全不必慌張，因為這可能是身體調節過程中免疫系統的自然反應，透過鼻水和痰將體內的廢物排出。

異位性皮膚炎的患者有時會出現紅疹、蕁麻疹現象。如果之前吃慣了一般食品，現在改吃蔬果餐的話，初期可能會伴隨發癢與腹瀉的情形，這些都是瞑眩反應。所謂「瞑」是指黑暗，「眩」是指頭暈，意思是眼前一黑、頭暈目眩。中國古書《書經》亦有云：「若藥弗瞑眩，厥疾弗瘳。」意思是不經瞑眩反應，則痼疾無法痊癒。天上掉下來的禮物（毒品、藥、樂透）都是假的，想要有所得，一定要付出代價。這就是自然的法則。

就像下定決心要戒菸或戒酒，大約經過兩週後，最常出現的反應就是發癢。**前兩週是身體排出廢物的階段**，如果這時因為發癢就看皮膚科、擦類固醇藥膏，只會讓發癢與異位性皮膚反覆發作。我們應該要相信身體的自癒能力。

戒咖啡也一樣，剛開始時會出現頭痛的症狀，這也是瞑眩反應，一般大概二至三天就會好轉。在兩週內堅持吃蔬果餐，不僅早上能順利排便，同時還會感覺到身體變得輕盈。此外，許多減肥方法都會導致溜溜球效應（Yo-yo effect，由於採取過度節食的方法，而使身體出現快速減重與迅速反彈的變化），但蔬果餐不會，因為我們吃的是自然的食物、活的食物。

我建議你先把實踐目標訂為兩週即可。因為不論是運動、減肥或戒菸，只要目標時間訂得太長，都容易半途而廢。連續一個月只吃蔬菜和水果，其實幾乎沒有人能真正做到。所以我建議剛開始實行蔬果餐時，**先將早餐換成蔬菜水果，然後午餐和晚餐照平常的方式吃**。健康領域的世界級專家哈維・戴蒙德（Harvey Diamond）曾在他的著作《減肥的不變法則》（暫譯自*Fit for Life*）中提到，一天二十四小時可分成三個身體週期（見下頁圖表3）：

中午十二點至晚上八點是「攝取週期」，是吃下食物並好好消化的時間；晚上八點到凌晨四點是「同化週期」，是將吃下去的食物吸收轉化成養分，並準備將不需要的物質排出體外的時間；凌晨四點到中午十二點則是「排泄週期」，我特別強調這段時間的重要性。因為自從十九世紀工業革命後，**人類都過於認真的吃早餐，這是錯誤的習慣**。

中午十二點之前，是將體內累積的廢物（毒素）排出體外的時間。我們在早上起床發現眼周有眼屎，還會自然排尿、排便，從這些現象可理解上午的時間是排泄週期。因此我認為，**在早上吃麥片、牛奶這類不易消化的食物，有違自然法則**。在上午進食，身體的能量就會被大量消耗，因為本來用於排毒的能量，會被轉移到消化上。

所以，如果一定要吃早餐的話，我建議你攝取蔬果或無添加蔬果汁。我非常喜歡的自然主義作家海倫·聶爾寧（Helen Nearing），曾在其著作《簡樸飯桌》（暫譯自*Simple Food for the Good Life*）中提到，「所有食物的料理時間都不應超

圖表 3　身體運作可分為三個週期

時段	身體運作週期
中午 12 點至晚上 8 點	攝取週期（攝取並且消化）
晚上 8 點至凌晨 4 點	同化週期（吸收與使用）
凌晨 4 點至中午 12 點	排泄週期（排出體內廢物與食物殘渣）

過食用時間」。也就是說，花費一、兩個小時手忙腳亂的準備早餐，卻只在十分鐘內就吃完，實在是太愚蠢了。如果不想一早就那麼忙碌的話，不如把時間花在製作無添加蔬果汁上。

早上食用新鮮蔬果，通常能在一小時內完成初步消化，若飲用無添加蔬果汁，則因為不含纖維，消化吸收速度更快，約需數十分鐘。若能實踐兩週至一個月，就會體驗到驚人的變化——便祕消失，且鼻炎、異位性皮膚炎與耳鳴等困擾都改善，不須再另外吃維生素或其他補給品。這不只是我的親身經歷，還有聽了我的話並照做的人，也親自見證了相同的效果。

那麼，在數以千計的蔬果中，究竟要吃哪些？先說結論：**水果的話我推薦蘋果，蔬菜則是高麗菜**。如果訂出複雜的飲食菜單，很多人一定會對此備感壓力。不論飲食或生活，越簡單才越有可能持續，而蘋果和高麗菜都是容易取得的水果，不論身處在哪個國家，就連鄉下附近的超市都能輕鬆購得，最近甚至有些便利商店也能買到。

韓國有六大水果，分別是蘋果、水梨、橘子、甜柿、水蜜桃及葡萄。有不少人會對水蜜桃過敏，若有此困擾，也能以西瓜或草莓代替。而這六大水果中，全世界都容易取得的就是蘋果。美國許多著名的癌症治療中心與療養院，也會每天提供蘋果給病患食用。

歷經這麼長的歲月，在人類吃過的許多水果中，蘋果能留存至今，也證明了它可以提供人類最多營養。因此，西方諺語「一天一個蘋果，醫生遠離我」絕非空穴來風。

另一方面，高麗菜俗名又稱「洋白菜」，意為「西洋的白菜」。雖然也有人更喜歡本地產的蔬菜而排斥外來品種，但希望大家能轉換觀念：這些蔬菜都是在地球這個行星上，經過土地與陽光滋養長成的植物，像是洋蔥也是從西方傳入，南瓜也是從胡人傳入，所以不須太過拘泥於蔬菜原本是從哪裡傳來。

此外，韓國的辣椒是在壬辰倭亂時期（按：一五九二至一五九八年）從日本傳來。所以嚴格說來，現在紅通通的辛奇（韓國泡菜）也不能說是百分百韓國土生土長，不過在韓國卻沒人將辛奇視為外來食品，反而都將它當作傳統食品。

大約在一六〇〇年編纂的韓國傳統食譜《要錄》中，記載了十一種辛奇，但沒有任何一種使用了辣椒。書中僅記載用白蘿蔔、白菜、冬瓜、蕨菜、青豆等食材製成的辛奇，以及將白蘿蔔泡在鹽水中的冬沈菜（按：蘿蔔水泡菜）而已。那辣椒的原產地是日本嗎？據說在一五〇〇年左右，九州的一位領主從葡萄牙傳教士手中獲贈辣椒作為禮物，辣椒才因此傳入日本。

不論是從西方傳來，還是胡人帶進來，現在都已經在我們的土地上生長，並以我們的方式烹飪，就變成了我們的食物。如果以保守的觀點來看待傳統就會陷入謬誤中，就像是一個人說：「我夢到神明叫我往東走。」因此不加思索一直往東，直到墜落懸崖，而且至死都懷抱對神明的信任——虛無的信任與偏見反而會害人。

「我們自己的東西是最好的」這句話也沒錯，但我認為從外國傳入、生長在我們的土地上，也算是我們的。這世界上哪有什麼是獨有的？打開心胸更重要。因此，希望大家對「工廠生產出的假食物」保持警惕與抗拒，帶著開放的心態接受「來自大自然的真正食物」。

以高麗菜來說，只要切成細絲後直接咀嚼來吃，並養成習慣，就有助改善便祕問題。蔬果中含有大量的**植化素**（Phytochemical），雖然專家喜歡使用這類專業術語，讓人們感到困惑或畏懼，但其實這個字只是由代表植物性的「phyto」加上意指化學的「chemical」所組合成，意思是「植物裡的化學物質」，也就是**植物裡都含有的營養成分**。

學生時代跟朋友去喝酒時，總會遇到一個朋友在胡言亂語後說：「我剛剛到底在說什麼？」這讓我想到，偶爾會在電視上看到穿著白袍的專家，不斷使用艱澀的詞彙，說著觀眾根本聽不懂的話（很可能連他們自己也不太清楚）。

「phyto」是希臘語，那為什麼食品公司和製藥公司會將這麼難的詞語與「chemical」合起來？因為許多食品與藥品都在美國製造後賣往全世界，且希望能取得美國食品藥物管理局（U.S. Food and Drug Administration，縮寫為ＦＤＡ）的認證。如果只簡單叫做「植物化學成分」（Plant Chemical），會有人買單嗎？

同理，如果直接叫做「植物營養劑」，大家會買這個產品嗎？因此生產公司才使用希臘語，然而了解後就會發現根本也沒什麼。把「植物營養劑」稱為「植化素」，不過就是讓人類掏出錢包的行銷策略而已。

西洋俗諺中有一句話，叫做「不會唸的東西不要放到口中」，因此希望大家不要花錢去買難讀的植化素產品，而是直接吃紅蘿蔔、蘋果和高麗菜等，我們一看就能叫出名字的食物。

植化素（不是什麼特別的成分）以抗氧化作用聞名。什麼是「氧化」？就是物質與氧氣結合的現象。只要聯想到蘋果削皮後，果肉暴露於空氣中會變成褐色，應該就很容易理解。我們呼吸或吃東西後，體內會透過代謝，在氧氣參與下進行能量轉換，而在這個過程中，會產生被稱為「活性氧」的廢物。抗氧化作用的功能是中和這些活性氧，降低體內的氧化壓力。人體在代謝過程中，約有一%至三%的氧氣轉化為活性氧，而植化素有助於維持體內氧化與還原的平衡。

千萬不能小看活性氧。一九九一年，美國約翰霍普金斯大學醫學院曾發表一份資料，指出現在地球上人類罹患的疾病有三萬六千多種，而這些疾病都由活性氧造成。活性氧指具有高反應性的含氧物質，其中具有未配對電子的，就是自由基（Free Radical），希望你不論是聽到活性氧或自由基，都能立刻聯想到「就是氣氣垃圾」。也可以想成是汽車排放的廢氣，如果汽車的廢氣無法完全排出而瀰漫在車內，不只會對車子造成傷害，也會危及駕駛的健康，不是嗎？

有一點很可惜，就是許多幼兒園會將蘋果削皮再分給孩子當作點心。可能是因為擔心農藥殘留，或覺得孩子會不喜歡果皮的口感而吐出來，但蘋果的果皮富含抗氧化物與膳食纖維，而我們也經常在戲劇中看到，婆婆以蘋果削得好或不好來刁難媳婦。

蘋果的果皮含有抗氧化物質，也就是能幫助身體排出垃圾的成分，是血管的清道夫。另外，膽固醇過高會造成血管硬化，對此不必想得太複雜，煩惱如何分辨好的膽固醇（HDL）跟壞的膽固醇（LDL），就想成是「附著在血管上的油垢」就可以了。韓國人在醃製烤肉時常會加入奇異果或水梨，原因就在於含有天然酵素，有助於分解蛋白質、軟化肉質。你可以用類似的概念思考：蘋果的果皮能幫助降低體內壞膽固醇濃度，促進血管健康。

而這個抗氧化物質幾乎不存在於任何肉類、魚類、雞蛋、牛奶與加工食品中，你不妨現在立刻上網查詢「抗氧化物質」，就能知道它主要存在於植物中。此外，有些抗氧化物質（如維生素C）在加熱過程中會流失。

若有人對你說：「黃豆芽富含抗氧化物質，應該多吃。」就請你反問：「黃豆芽燙熟後，某些抗氧化物質會流失，該怎麼辦？」雖然醫生很討厭一直問個不停的病人，但我們還是應該持續發問。

如果是對蔬果餐還很陌生的人，我推薦從蔬果汁開始嘗試。不過要注意，許多市售的蔬果飲品可能添加糖、鹽或其他食品添加物，即使包裝上標示「無添加」，也可能僅指未加入人工香料或防腐劑，並不代表完全天然。請自製沒有任何添加物的蔬果汁來喝，只須使用一般市面上販售的果汁機和榨汁機來製作即可。

不妨比較看看，以下這兩種情況的差別有多大：一是吃了難以消化的早餐後，在大眾交通工具上瞌睡連連；另一個則是簡單喝杯無添加蔬果汁來開啟一天。

當然，最理想的還是以「咀嚼」方式攝取蔬果。因為我們的唾液中含有澱粉酶（Amylase），有助於分解澱粉。人類的唾液中沒有能分解蛋白質的酵素「蛋白酶」（Protease），以及幾乎不含分解脂肪的酵素「脂肪酶」（Lipase），而體內的臟器會分泌能消化肉類的各種酵素，因此高蛋白、高脂肪食物需要更多的消化時間，有時讓人感到身體疲倦。這也可能是為什麼早上吃肉會容易睏的原因。如果是吃蔬菜和水果的話，因為唾液已經先參與了第一階段的分解，如此一來只需要三十分鐘至兩小時便能消化；若是無添加蔬果汁，則僅需數十分鐘。

只要**將蘋果、紅蘿蔔與高麗菜放進果汁機攪打，就能做出美味的蔬果汁**。如果沒有這三種水果，直接把冰箱中現有的蔬果拿來打成汁也可以。這也算是一種「清冰箱」的好方法。所有蔬菜和水果其實都很搭，所以大家可以在清冰箱後，再買新鮮的蔬果來填滿冰箱。

的確，有人擔心喝果汁會讓血糖上升，這在某些情況下是正確的。市售果汁若添加糖分與人工添加物，確實可能導致血糖快速波動。此外，須留意的是，水果中的某些熱敏維生素如維生素C，在高溫殺菌過程中可能會流失。

有位德國博士曾經做實驗證實，將蔬菜水煮後，蛋白質會減少二分之一、鈉會減少四分之一。因此我認為如果是熟食，須攝取比生食多三至四倍的量才能補充到足夠的礦物質。我們若將蔬菜做成沙拉，即使沒有醬也能吃得津津有味，享受到食材本身的自然風味；相反的，川燙加熱後，由於部分風味與營養在烹煮中會流失，人們往往會額外加鹽來增添口感。

有些人會將高果糖糖漿（例如飲料中的人工果糖）和水果中的天然果糖視為相同，並一起批判。所謂的高果糖糖漿，是從植物中萃取後經過加熱處理，成為水溶液狀的甜味劑，與水果的糖分在本質上完全不同。高果糖糖漿是目前已知所有糖分中，人體吸收速度最快的，因此會導致血糖飆升。

當我們吃下食物並經過消化後，會以葡萄糖的形式運送到各個細胞使用。而胰島素就扮演負責開啟細胞大門、讓葡萄糖進入的角色。但如果體內攝取過多糖分（特別是精製糖），血液中的血糖濃度就會升高。為了處理過剩的糖分，負責生產胰島素的胰臟會不斷分泌大量的胰島素。最後當胰臟長期過勞，便會形成「胰島素阻抗」。

這就像要求必須跑完四十二．一九五公里的馬拉松選手（胰臟），以跑百米短跑的速度全力衝刺，結果連一公里都沒跑完就倒下了。

糖尿病在中醫被稱為「消渴症」，意指多尿、多飲等典型症狀。當血糖過高時，腎臟無法完全回收葡萄糖，部分會隨尿液排出。而多喝水有助於維持水分與代謝平衡，但不能取代正規的藥物治療。

糖尿病患者應避免過量攝取添加糖，同時控制天然糖分的總攝取量，並搭配醫療建議調整生活習慣與飲食結構，才能有效控制病情。

再次強調，不論是多好的成分，只要經過工廠加熱處理後再萃取做成產品，就會變成毒。而水果和蔬菜中，含有無數至今仍未被研究確認的營養成分。不論是將蘋果、高麗菜與紅蘿蔔打成蔬果汁，或是直接吃，只要持續兩週，你就會感受到身體出現驚人的變化。

3 用天然的鴉片助眠——萵苣

萵苣是我們日常生活中隨手可得的植物。我想再次強調，真理總是很單純，而我也認為，有益人體的食物一定都在我們的身邊。大家知道為了長生不老而派人尋找仙藥的秦始皇，最後活到幾歲嗎？你或許會認為：「再怎麼說也有六、七十歲吧？」但事實是他只活到四十九歲，也就是在五十歲之前就過世了。

其實，長生不老藥的祕密不在美國，也不在中國，更不在遙遠的月球，而是就在你身邊。我現在要推薦給你的「不老草」，就是萵苣（按：萵苣的種類相當多種，其中臺灣常見且適合生吃的有結球萵苣〔又稱美生菜，常見於漢堡、三明治、沙拉）、皺葉萵苣（如綠皺葉萵苣、紅皺葉萵苣，適合拌沙拉，也常用於包肉）、蘿蔓萵苣（又稱蘿蔓生菜，最常見於凱薩沙拉）、奶油萵苣（常用於沙拉生食、蔬果汁））。

萵苣比你想像中還要厲害得多，你可以把它想成是天然維生素、天然礦物質。萵苣又名「生菜」，原本就是「能生吃的蔬菜」之意。如果你切開萵苣的根部，會看到像牛奶一樣的白色汁液流出來，這就是「萵苣鴉片素」（Lactucarium）。由於此物質**具備鎮痛效果，所以才被稱為「萵苣鴉片」**，但一般食用的栽培萵苣所含的量非常少，不足以產生明顯的藥理效果。

在韓國，許多媽媽會說：「不要吃萵苣，會打瞌睡。」或午餐後如果學生打瞌睡的話，老師就會問：「你中午是不是吃萵苣了？」這些都是有理由的。根據目前的研究結果顯示，**萵苣和菊苣都含有萵苣鴉片素**，也因此腦筋動得快的製藥商，已經從萵苣中萃取出各種成分來製造安眠藥並販售。

既然提到安眠藥，就不得不說一下。十多年前韓國ＳＢＳ電視臺的節目《我想知道真相》，曾經做了一集有關安眠藥的內容。節目中探討藝人接連死亡的事件，向大眾揭發安眠藥「佐沛眠」（Zolpidem）的影響。內容提及藝人崔真實、崔真永姊弟等，無數藝人自殺身亡背後不為人知的故事。崔真實的經紀人與好友曾經這麼說：「如果不是那個藥，絕對不會發生這種事。我沒吃過所以不知道副作用，如果我知道的話，一定會阻止她。」

節目製作團隊指出，暴飲暴食、喪失記憶及試圖自殺等，這些行為與狀態背後，可能都有安眠藥的影子。但這麼危險的藥物，為何大家都能這麼輕易取得？管理當局究竟又是如何管理這會招致悲劇副作用的藥品？

安眠藥的副作用一再被報導後，安眠藥這個名字消失了，取而代之的是「助眠產品」閃亮登場。但這不過是製藥公司擔心，安眠藥因副作用問題被抵制所做出的對策而已。只有名字變了，其實內容物可能還是類似。因此我希望大家不要服用工廠生產的「萬惡之藥」安眠藥，而是攝取天然的助眠蔬菜——萵苣。

此外，**萵苣也含有鐵與葉酸，因此，對孕婦有一定的幫助**。如果大家走進鄉下的市場，就會看到很多賣藥人，宣稱某些產品「可以增強男性精力、讓女性皮膚變好」，希望大家不要吃這樣的藥，而是吃真正能強身健體的萵苣。

雖然現在從外國進口的牛肉很常見，但在我小學時，是家境稍微寬裕的人才吃得起牛肉。我的朋友曾語帶炫耀的說：「真正懂吃牛肉的人才知道要這樣吃。」然後完全不搭配蔬菜，將烤過的牛肉沾點鹽巴後就直接入口。雖然我不知道他這樣做是不是為了「炫富」，但在我看來簡直就跟傻瓜一樣。**韓國人在吃肉時，以生菜、紫蘇葉包裹並搭配蒜頭，都是有原因的。這是因為這三種食物能促進腸胃蠕動、減少油膩感**。

如果要去烤肉店，我建議你選擇有「自助沙拉吧」的餐廳，這樣就能搭配萵苣與各種蔬菜一起享用。因此即使吃了肉，也會因為搭配了萵苣、蔥絲、蒜頭與洋蔥，所以只吃半份肉（一人份的一半）就飽了。

這是我個人的經驗：用蔬菜填飽肚子的話，隔天排便會異常順暢，而且還伴隨昨天吃的蔥絲與洋蔥的味道。這也是吃下去的東西完全消化並排出的證據，體重還減輕一公斤。所以，**不是「挨餓才能瘦」，而是「體內清乾淨才能瘦」**，這個道理不親自嘗試就無法理解。正如鄭周永的名言：「你試過了嗎？」真的是至理名言。

在韓國的超市中，常見的生菜有紅葉萵苣和蘿蔓生菜等。很多家庭主婦都會說：「醫生，我不敢吃生菜，怕有寄生蟲。」我剛聽到時只覺得不可置信，再怎麼說現在種植方法已經非常進步了，怎麼可能會有寄生蟲。仔細看了主婦傳的相關影片，才發現並不是什麼寄生蟲，而是很小的微生物。

在一九七〇至一九八〇年代，韓國寄生蟲的感染率還超過七〇％，不過現在韓國的土地已經被認定無法透過土地感染寄生蟲。且現在幾乎不再使用人類糞便作為肥料，即使是有機耕作的農地，也會先使糞便發酵、做成液態肥料後再澆灌，因此幾乎不可能有寄生蟲。

不久前，首爾大學與忠南大學曾共同進行一個研究，需要使用寄生蟲，結果發現在韓國要找到寄生蟲並不容易，因此還特別在實驗室中另外培養，以作為研究之用。所以不須過度擔心。

另一個許多人常擔心的問題是農藥。在韓國，韓國食品醫藥品安全處也是以世界最嚴格的標準來管理農藥。而且也致力讓農民盡量使用水溶性農藥，這樣的農藥在收成兩週後便會消失。就算還有殘留的農藥，只要清水就能沖洗乾淨。

如果還是感到不安，可以先將萵苣浸泡在水中一至兩分鐘，之後放在流水中左右搖晃、沖洗三次即可（按：在臺灣，衛生福利部食品藥物管理署會根據國際標準、農業部建議與風險評估結果，定期調整農藥殘留容許量。另外，建議選購來源清楚的當季蔬果，並以浸泡加上流動清水沖洗，可有效去除殘留農藥）。

此外，我建議盡可能不要使用蔬果清潔劑。不論產品再怎麼宣稱天然洗淨成分，本質上仍然是一種肥皂水。這類產品多半是利用消費者的不安心理，而設計出來的行銷手段。如果不是沒用就感覺心慌的人，最好盡可能避免使用。

你試過了嗎？

不再便祕、痠痛消失

（預防院網路社群案例：朴潤景，四十七歲女性）

在過去，我的便祕非常嚴重，甚至到了周圍的人開玩笑說我是「不用上廁所的人」的程度。嘴上總是掛著「不舒服」、「好累」，還有「疲倦」等字眼，就連孩子也覺得「媽媽需要在家裡好好休息」。當時我不僅對什麼事都提不起勁，失眠及胃痙攣的狀況也很嚴重，有時睡到一半會因為呼吸困難而驚醒，睡覺時很常產生鬼壓床（睡眠麻痺症）的感覺。我看過西醫，也看過中醫，甚至嘗試過排毒處方，但結果並不理想。

然而，冥冥之中好像有種牽引，使我看到曹承佑院長的影片。於是我想，就算是三分鐘熱度也無妨，決定開始實行蔬果餐，並努力養成一個習慣：**在早上十點吃第一餐，然後晚上六點後不再進食**。過了一個月左右，自然而然就戒掉了餅乾與麵包這類加工食品，且碳酸飲料與咖啡等，也都淪為舊愛了。就算偶爾吃了麵食或肉類，我也會在隔天吃更多蔬果，來維持身心的舒適與平衡。

我實踐蔬果餐已超過一百天，身體也有了驚人的變化：第一個就是**不再便祕**，每天早上很規律的去廁所報到，連我自己也嚇了一跳。本來為便祕所苦，後來體會到將體內廢物排出的舒暢感，這種轉變，沒有親自經歷過的人是無法想像的。現在反而很煩惱，不知道怎麼處理之前為了促進排便而買、放在冰箱的乳酸菌。

第二個變化是皮膚變得光滑。我的皮膚本來相當乾燥，但現在連自己摸到都會忍不住讚嘆連連，每次洗澡時摸到都覺得很神奇，而且身邊的人也都說我的膚色變亮了。

第三個是體重減輕。我整整瘦了七公斤，從六十公斤變成五十三公斤。我完全沒有計算熱量也沒吃減肥藥，而是自然的瘦下來了。

第四個是睡眠品質變好。在我開始執行蔬果餐前，必須吃醫院開的助眠藥才能睡著；現在不須吃藥，晚上十點就會產生睡意，倒床就睡，早上也能很輕鬆的醒來。我現在每週有三天會在清晨游泳，身體變得非常輕盈，動起來毫不費力。

第五個是我以前經常**肩頸痠痛**，一個月總要做幾次物理治療，沒想到最近連一次都沒去，**症狀卻自然改善了**。

最後就是內心的轉變。之前我曾讀到一段話：「改變飲食就能改變身材，改變身材就能改變靈魂。」當時對此很不以為然，現在才了解是真的。我相信這是因為把體內廢物排出的同時，也排出了心裡的毒素。

我現在比較少對孩子嘮叨，內心也變得平靜許多，且對每件事都更有動力，壓力也減輕了。真的很好奇，我在一年、三年後會變成什麼樣子？但有一點我能確定，就是未來我會繼續堅持實行蔬果餐。

第四章

放屁與打嗝的機制

1 已經吃很多，仍控制不住食慾

相信大家都有因不小心放屁或打嗝，而覺得尷尬的時候，如果因為自己的關係，讓周圍的人摀住鼻子、皺起眉頭，真的很丟臉。放屁是未消化的食物在腸道中經細菌發酵後，產生氣體的自然現象。如果同時攝取多種不易消化的食物，例如肉類、麵包和泡麵，體內容易出現脹氣或消化不良的現象，造成打嗝或放屁。這是身體在代謝過程中產生的自然反應。

不妨試想自己是一名餐廳老闆，當你想到生意越來越慘澹、銀行貸款還不出來，還須負擔子女的學費等，這些壓力肯定讓你一個頭兩個大，只能不停嘆氣。這種情況**被稱為「火病」，也就是「鬱火病」的簡稱**。在韓方醫學中想治療火病，「解消」方為上策，而非使用藥物直接撲滅火氣。這裡的「解消」是指「解決困難的事情與問題」。也就是說，不靠吃藥來撲滅一時的火氣，應該找出原因並排除。

就算暫時滅了火（吃藥消除症狀），但因為並沒有真正消除病根，因此還是會再復發。如果我們嘆氣是排出心理上的濁氣，那麼放屁和打嗝則是排出肉體上的濁氣。身體也一樣，當我們吃了太多東西，導致消化器官過度忙碌，就會排出氣體。而消除的方法就是找出火苗（火氣的原因）並徹底根除。排出火氣後，若又出現火病，再次排出即可。每天都吃活的食物，就是在替身體清除火苗。

大家不妨想想餐廳中的廚餘桶。如果只有蔬菜和果皮，不太會有異味。但如果裡面裝著各種肉類、魚類、蔬菜、水果與各種調味料，氣味便會臭得讓人想掩鼻而逃。就像食物越是混著吃，越容易讓腸胃的消化節奏變得混亂。

與黑猩猩的基因相似度達九九·六%的智人，過去生活在非洲大陸時，飲食型態相對單純。但隨著人類移動到歐、亞大陸並開始農耕，從一萬多年前起，食物種類變得多樣。雖然仍會吃蔬果，卻也開始將調味過的肉類或馬鈴薯放在火上烤熟，並搭配各種全穀物一起吃。接著，許多煮熟的食物被端到餐桌上享用——人類的肥胖和疾病也由此悄然出現。

哈維．戴蒙德在他的著作《減肥的不變法則》中，指出了問題的本質：「所有哺乳類動物的消化道長度，都根據其飲食模式演化而來，像是獅子的消化道長度約三．六公尺，長頸鹿則有八十五公尺。

「這個世界上有肉食動物（像是獅子或老虎）、草食動物（像是馬）、雜食性動物（像是熊或老鼠），和以水果為主食的動物（像是紅毛猩猩或黑猩猩），這些動物在進食與消化食物的過程中，歷經數百萬、數千萬年的進化。

「而對人類消化器官的爭論，至今仍未有一個確切的正解。但唯一能確定的是，人類並不具備多樣化的消化器官。儘管如此，人類吃的食物卻遍及獅子、長頸鹿、豬、馬、猴子這些動物吃的各種食物，甚至將這些食物一次端上餐桌。問題正出在這裡，這樣的行為對消化器官造成很大的負擔，不僅促使體內產生廢物與毒素，還會消耗龐大的能量。」

人體會根據食物的成分啟動不同的消化機制。例如吃下富含蛋白質的牛排時，胃會分泌胃液幫助分解；若同時食用了烤馬鈴薯等澱粉類食物，這類食物會進一步在小腸中分解吸收。當一次攝取大量、種類繁雜的食物時，消化系統確實會有較重的負擔，可能因此導致脹氣、打嗝或不適。這也是許多人在飯店吃完自助餐後，常感覺肚子不太舒服的原因之一。

不過，即便你再怎麼喜歡蔬菜和水果，也不可能一口氣吃過量，只能吃下該吃的量，就會飽到無法繼續，這也是該停止用餐的時刻。所以在享用完蔬果餐後，你可以輕鬆的散步、騎腳踏車或打羽毛球。

但如果同時吃了麵包、牛排、披薩與漢堡的話，又會發生什麼情況？**明明已經吃了不少，卻仍然控制不住食慾**。結果就是吃太飽，並感到不舒服、不想動彈，只能躺在沙發上，拿著遙控器開始看電視，然後不知不覺又打開啤酒。這是因為經過高溫烹調或工廠精製加工的食物，往往削弱了身體對飽足感的判斷，讓人不易察覺自己已經吃得太多。

我們吃的每一道料理，都是由各種化學元素與分子構成。如果我們生吃蔬菜和水果，其天然酵素和活性成分就能完整發揮作用，而且就算混著食用，也不容易對身體造成負擔。就算你將冰箱裡的蔬果全拿出來，放入果汁機中打成蔬果汁，也不會有任何問題。

不過，食物若經加工或煮熟，其中的天然酵素與部分活性成分會被破壞，這點幾乎適用於所有食物。人體在消化不同營養成分時，會分泌對應的消化酶來協助分解。若在同一餐中，同時大量攝取肉類與高澱粉類食物，有時可能會使部分食物消化效率下降，導致腸道發酵、產氣，進而引起打嗝與脹氣等不適反應。

2 身體為了自保，會把毒素儲存在脂肪

當身體面臨無法即時代謝的脂溶性毒素時，**部分可能暫時被儲存在脂肪細胞中**。這雖不是造成減肥困難的主要因素，卻可能在某些情況下影響脂肪代謝與身體調節，成為其中一個潛在的干擾因素；另外，加工食品中往往含有過多的鹽分與添加劑，長期攝取可能對健康造成負擔。例如，**高鈉飲食會讓身體為了稀釋血鈉濃度而保留水分，引發水腫，也可能讓人感到口渴**。

肥胖的人通常肚子上有一團軟呼呼的肉，手臂上也有一團肉。不過，我認為這也是一種身體的自救機制。因為如果毒性物質不被儲藏在脂肪細胞中，而是隨著血

管流向全身的話，就會有生命危險。正因如此，我認為「發胖」是身體為了活下來而做的生存反應（按：此觀念偏向某些自然療法，現代人發胖的主因通常與過量攝食與生活型態有關）。

經過我長久的觀察，發現若是以活的食物為主食的孩子，幾乎不會出現放屁或打嗝的現象。在本書中提到的「活的食物」，指的不是生牛肉與生魚片這類的生食，而是蔬果與無添加蔬果汁，也不包含經過加熱或加入各種化學添加物的工廠製品與罐頭食品。經常吃罐頭食品、煮熟的食物，或烘烤、油炸類食品的人，因為這些食物較難被順利消化，容易在消化過程中形成氣體，所以經常打嗝或放屁。

人類的胃部上方有些許空間，常會聚集在消化過程中產生的氣體，我們的身體就是這麼不可思議。就算我們吃未經加熱的蔬果，食物在胃中與消化液混合、分解纖維素的過程中，仍可能會產生微量的氣體，但這種程度不會對胃造成負擔。

3 麵包配果醬，竟是腸道惡夢？

當我們把多種消化速度差異大的食物混著吃下肚時，可能會發生問題。舉例來說，像是**同時攝取肉類與澱粉類食物**、**將果醬抹在麵包上食用，或在水果中添加糖分後一起吃**，這些組合可能在腸道中因消化不完全而發酵，形成氣體。而蔬果因為消化負擔相對較小，所以混合食用通常不會有大問題。但將澱粉與肉類一起吃、肉類與加工食品一同攝取，或同時吃下多種加工食品，這些食品可能會干擾消化過程，增加腸道發酵與產氣的機會，並產生不好聞的氣體。

有些人聽到「混著吃容易導致消化不良」後，可能會認為「那我只吃披薩就好」，或「我這次只吃漢堡就好」。但請別忘了，不論是披薩或漢堡，都是碳水化合物＋蛋白質＋脂肪的綜合體。如果你吃了包含五花肉、海鮮、雞肉，並撒上滿滿起司的海陸大餐，接著再吃一碗冷麵收尾，這就像是說「我知道這是大雜燴，但我願意冒著明天就爆肚的風險，先吃了再說」，尤其**隔天還得面臨放屁、打嗝與體味變重**。

如果只是單純的發酵現象，通常不會造成太大的問題。但當你吃了經過加熱烹煮的肉類（像是牛肉、豬肉、雞肉、魚肉等）時，可能增加體內的氧化壓力，再加上不易消化，導致腸道產氣，還伴隨較強烈的氣味。這就是為什麼有些愛吃肉的人、消化功能較差的老人，口中常會有異味的原因。

我認為老年人之所以消化機能變弱，是為了活得更長久，這是一種生存本能，也因此老年人吃得比年輕人少。所以，對長輩說「沒胃口也多吃點」來表現孝心，其實等同於說「多吃一點，然後早點去死」。我從來沒見過哪個長壽的長輩吃很多，媒體善於操弄人心，所以希望大家不要盲目跟隨紛亂的俗世法則，覺得勸長輩多吃才算盡孝，而要遵循自然的法則。

如果每餐的七成至八成改成蔬果餐與無添加蔬果汁，那麼即使不噴香水，也能預防身體產生不好的氣味，連放屁和打嗝的情況也會消失。聽說在西方，香水文化發達的原因，就是為了抑制攝取過多肉類而產生的體臭。我認為以肉類為主食的人，身上就會有腐肉的味道；以蔬果為主食的人，身上就會有自然的蔬果香。西方有句老話叫「人如其食」，真是一點都沒錯。請不要忘了，雖然人體既奧妙又神奇，但也依循著簡單的原理來運作。

請再看一下第四十八頁中的圖表1。人類的消化器官從口腔開始，經過食道、胃、大腸與小腸，最後連接至肛門，全長約十公尺。腸道中，直徑較小的稱為小腸（長六至七公尺）、直徑較大的稱為大腸（長一．五公尺）。在此特別說明的是，大、小腸不是以長度區分，而是以直徑區分。

我曾思考過：「為什麼小腸這麼長，大腸卻相對短？」後來想到，小腸主要負責吸收養分，所以自然演化得比較長；而大腸主要負責盡快將體內的廢物與毒素排出體外，若能快速排出對身體較有利，因此演化得比較短。像獅子這類的肉食性動物，腸道長度約三至四公尺，是身體的三至六倍；而草食動物的腸道長度卻是身體的十至十二倍。

因為動物性蛋白質在腸道內不易完全分解，可能被腸道細菌進一步代謝產氣，因此許多肉食動物演化出相對較短的腸道，以利快速排出廢物。而人類的腸子長度約為八．五公尺，是身體的四至六倍。無論吃什麼，能順利且及時排出體內廢物，對維持身體狀態是重要的關鍵。

我偶爾會去一位認識的有錢人家作客，每次去都很震驚。那就是他家幾乎沒有雜物，牆壁上只掛著一幅畫，甚至可以說沒有垃圾：相反的，越是貧窮的家庭，雜物可能越多，每面牆壁上都掛滿了物品，好像不能容忍有任何留白一般，而且連客廳和廚房也會堆滿不必要的東西。

之前我在韓國電視節目《世界無奇不有》中，曾看到有位無法丟棄垃圾的奶奶。她在家中的牆邊堆滿了垃圾，廚房裡也有已經腐爛的廚餘，當然，家裡也充斥著異味和蟲子，她卻依然沒有整頓的想法，感覺就像生活在垃圾堆一樣。

最後，市政府的職員與義工終於說服了頑固的奶奶，開始清除這些垃圾，沒想到共清出超過十臺貨車量的垃圾。義工將垃圾清理完後，還重新貼上壁紙、鋪了地板，整個房間因此煥然一新。市政府的職員對奶奶說：「奶奶，不要再收集垃圾了喔！」奶奶也留著眼淚道謝。節目就這樣畫下句點。

但我看了節目後，忍不住這樣想：「過了幾個月後，奶奶家又會變成什麼樣子？」我敢保證，一定會再次變成之前的「垃圾屋」。因為奶奶並非靠自己的力量清除這些垃圾，而是藉助了他人的幫助才整理乾淨。房子能在短時間內變得乾淨，可是人的想法不容易改變。而我們的身體也是一樣的道理，就算透過手術將患部切除，但吃肉類與加工食品的飲食習慣沒變，讓毒素持續堆積在體內，很快又會再次面臨需要開刀的情況。

如果養成囤積癖的流程是：產生對物品的貪念→堆積雜物→垃圾成堆→精神萎靡；那身體會出現病痛，也是類似的過程：產生對食物的貪戀→攝取肉類與加工食品→毒素堆積→變胖或產生疾病。因此，如果不改變想法，不管怎麼減肥還是會復胖，或即使動了手術，疾病還是會復發。

專門為患者進行減肥手術的外科醫生加斯．戴維斯（Garth Davis），曾在其著作《終結減肥》（暫譯自 *Proteinaholic*）中這麼說：「我過去靠減肥手術賺了很多錢，而且也很有成就感，但我那時並不覺得這件事很瘋狂。當時我會說服患者進行將胃切除部分（胃袖狀切除）、在胃的上方加上束帶（胃束帶手術），或讓食物無法通過部分胃道的手術（胃繞道手術），不過，患者幾乎都在術後一至兩年內回到原本的體重，有些患者甚至比手術前更胖。」

在胃中被初步消化的食物會先進入小腸，整個消化路徑依序為：食道→胃→小腸→大腸→肛門→排出。胃主要負責初步消化，而真正大量的分解與吸收過程，是在小腸中進行。未被完全吸收的食物會進入大腸，由腸道菌群進一步發酵與分解，特別是膳食纖維。大腸從右側腹部開始，負責回收水分與處理未消化的纖維質，這些纖維最終會被排出體外。膳食纖維有助於促進排便、減少廢物滯留，所以纖維質又被稱為「天然的腸道清道夫」。

聶爾寧夫妻勸戒人們不要將食物混著吃——在海倫．聶爾寧與史考特．聶爾寧（Scott Nearing）的著作《農莊生活手記 The Goods Life 新時代思潮的先鋒探險》（*Living the Good Life*）一書中，他們不斷的強調不將食物混著吃，才是最理想的飲食方式：

「只少量攝取少數幾種食物，能讓我們的生活變得健康且純粹。舉例來說，在特里斯坦—達庫尼亞（Tristan da Cunha）群島上過著原始生活的人們，不僅身體健康且牙齒強健。《泰晤士報》（*The Times*）的報導提到，這些人從不在同一餐中吃超過一種食物。（中略）請嘗試這樣的生活方式：吃蔬菜與水果時，盡量保持它們自然的樣貌，品味來自土地的新鮮原味，然後遵循一餐只吃一、兩種食物的原則。如此一來你也會理解，為什麼我們主張盡量吃得單純一些。我們也根據這個原則制定了菜單：早上吃水果、中午享用湯與穀類，晚上則吃沙拉與蔬菜。（中略）有時我們**為了恢復元氣並淨化身體，甚至一整天只吃蘋果**。」

實踐自然主義與蔬果餐的聶爾寧夫妻當中，丈夫史考特．聶爾寧在高齡一百歲的那一年慢慢無法進食，最後安詳的離開人世；妻子海倫．聶爾寧則是在高齡九十二歲時，不幸因車禍去世。她一直致力於寫作，到九十歲仍持續發表作品。

4 腸道不排氣，口臭就上門

我要想強調，活的食物的纖維質與死的食物的纖維質並不相同。不同於一般人的認知，死的食物含有的「死的」纖維質，對排便其實幫助不大。且不僅是無益，有時還可能會妨礙大腸本身的排泄機能。反之，未經加熱烹調的活的食物所含之纖維素，就像磁鐵一樣能吸附腸道中的部分廢物，有效促進排便。

如果我們長期攝取死的食物，容易導致營養失衡，讓腸道的神經調節和蠕動功能逐漸變差，進而失去活力。若不能及時排出體內廢物，就會在腸道內滯留、堆積，長期下來容易形成宿便。

這樣一來，試圖中和體內廢物的「好菌」與喜歡腐敗物質的「壞菌」，就會展開戰爭。就像戰爭越激烈，火藥味越濃烈一樣，當細菌間的戰爭激烈，會產生大量氣體。這些氣體若累積過多，就容易導致放屁，氣味也會特別難聞。而**腸道中產生過多的氣體若無法順利排出，甚至可能間接造成口臭。**人體的消化器官在運作過程中產生氣體，是理所當然且不可避免的現象，但若氣體過多，則可能成為多種疾病的根源。

放屁與打嗝也都是自我治癒機制的一種。如果說不會放屁與打嗝的身體最好，那麼會放屁與打嗝是第二好，而最糟的是即使混著吃了很多東西，卻還不會放屁與打嗝的情況。因為如果能將毒氣排出體外，那自然還能活下去，但若完全無法將毒氣排出，就免不了疾病纏身。

這就跟汽車的排氣系統類似。好車若使用高品質燃料，不僅在運行時噪音較小，排放的廢氣也較少，這是因為燃料能完全燃燒。如今的電動車不僅沒有排氣管，也幾乎不會產生噪音；還有，以前的蒸汽火車非常吵，柴油機車（柴油火車）的噪音也很大，但KTX（按：韓國高速列車，類似臺灣高鐵）的噪音就小得多。這是因為比起煤炭和石油，以效率更高的電來當作主要能源的關係。

自古以來，有想法的偉大聖人或哲人也都不喜喧囂。反而是思想不端、心神不定的商販和騙子才會多話。如果仔細看地鐵上吵吵鬧鬧的人，會發現他們的長相或裝扮都差不多，且臉上的神情其實有點不安。而人類的身體也一樣，在健康的情況下，如果我們攝取蔬菜與水果，身體就能做到完全代謝。

我曾遇過一些有明顯口臭的患者，有時，他們的膚色偏黃、精神疲憊，甚至腹部突出，這些現象可能反映出腸道機能正在下降。

5 番茄紅了，醫生的臉就綠了

假使我們持續虐待自己的身體，就等同於加速自己變老的進程。我看過很多人明明才五十幾歲，看起來卻像六、七十歲；也看過很多人已經七十歲，看起來卻像五、六十歲一樣年輕。而造成外表是保持年輕還是提早衰老的原因，在於主要是吃活的食物，還是死的食物。

很多人還搞不清楚我們體內為何會產生氣體（放屁與打嗝），而穿著白袍的專家也不會告訴大家事實。難道是因為如果讓大家知道這個事實，醫院和製藥公司就會倒閉嗎？也因此西方才有這句俗諺，叫做「番茄紅了，醫生的臉就綠了」。

就算把我們維持至今的飲食都轉換成原型食物，人體內的氣體也不可能在一夜之間消失。縱使我們已經改吃活的食物並改善生活作息，體內還是會有氣體。

因此，在身體進行重建與再生的過程中，雖然也會排出氣體，但對身體無害。不會像攝取過多食物後，而產生令人難以忍受的臭味。這就跟戒酒、戒菸或戒毒時，會產生的戒斷現象一樣，不會持續很久。如果你真心實踐，一定能擁有苗條的身材、如孩童般的肌膚、看起來比要實際年齡更年輕十歲的外貌，以及澄澈的心靈。這也是我這位「實驗白老鼠」的親身實證，還有無數獲得新生命的人也都可以為之證明。

我們居住的都市裡，充斥著很多汽機車與工廠排出的廢氣，使得空氣汙染嚴重。家庭中使用的瓦斯也存在一定風險，因為若燃燒不完全，就可能產生有毒的一氧化碳。一氧化碳無味，所以人類難以察覺。雖然人們可以察覺到空氣中大聲咆哮的騙子（明顯的汙染），但無法察覺出安靜的騙子（一氧化碳）。以美國為例，有七五％的家庭使用以電力為主的電磁爐，但仍有三五％的家庭也同時使用瓦斯爐。據說美國消費品安全委員會（Consumer Product Safety Commission），已經在商討禁用瓦斯，以及完全禁止瓦斯的生產與進口了。

在韓國，罹患肺癌的女性中有八七．五％是非吸菸者，而男性肺癌患者中有七〇％是吸菸者，也就是說許多女性即使不吸菸，仍罹患肺癌（按：根據中央研究院研究顯示，在臺灣，半數以上的肺癌患者為非吸菸者，且超過九成的女性肺癌患者從未吸菸）。而空氣中的一氧化碳，哪怕濃度只有〇．五％，也能在五至十分鐘內致人於死，因此在韓國又被稱為「毒瓦斯」。

空氣汙染等情況也是體內產生惡臭的成因，所以人類除了應該攝取對的食物，新鮮空氣、陽光和運動也不可或缺。不過請牢記，真正影響你身體狀態的，是現在吃進體內的食物。

6 為什麼會經痛？

在我經營的預防院網路社群上，每天都有很多貼文。有人說因為改吃蔬果餐，結果「生理期沒來」而感到緊張，也有人開心的說：「原本不來的月經終於來了。」關於女性的月經問題，確實存在許多不同的觀點與爭議。

有些長者因為支氣管不好，喉嚨裡常發出痰聲。那麼，有痰比較好？還是沒痰比較好？當然是沒痰才好，畢竟擁有不產生廢物的身體系統才是最理想的狀態。如果有痰的話，是吐出來好？還是吞進去好？雖然他人可能會覺得有點吵，但還是咳出來，把痰排出體外比較好。

在第六章，我會詳細介紹淋巴液，大家可以把淋巴液想像成抓小偷的警察，協助清除毒素與廢物。當呼吸道受到刺激時，異物可能會以痰的形式被排出體外。我再強調一次，身體最理想的狀態是不產生廢物；次佳的狀態是即使有廢物也能排出；較差的狀態是體內有很多的痰，但無法排出；最差的狀態是死亡。

現在，我們來思考一下關於月經的問題。所謂懷孕，是指卵子和精子結合形成受精卵，並在子宮內膜著床後，經過約四十週的發育過程，直到分娩為止。請見下頁圖表4，女性大約一個月排卵一次，在排卵期時，卵巢會釋放卵子進入輸卵管，準備與精子結合。若成功受精，受精卵才會在子宮內膜著床。卵子的壽命約是二十四小時，如果未在這段時間內受精，子宮為受精卵所做的準備就會失去作用，內膜便會一併脫落並排出體外，這就是我們所說的「月經」。

在等待受精卵著床的這段時間，身體為了迎接新生命，子宮內膜會逐漸增厚，且血流豐沛。然而，如果卵子最終沒有受精，原本為了迎接受精卵而形成的子宮內膜（歡迎精子並製造孩子的新房）就會失去作用。

有些自然醫學的觀點認為，若體內代謝順暢、飲食清淡且身心平衡，身體對子宮內膜的處理可能更有效率（按：現代醫學指出，月經是規律生理週期的一部分，並非根據血液是否「乾淨」來決定是否排出）。

那麼，為什麼實行了一個月的蔬果餐後，會讓本來已經停止的月經又再次來潮？有可能是子宮內環境變得更健康，血流通暢，有助於月經的正常排出。若過去攝取過多加工食品與高脂食物，可能會影響血液循環；當飲食回歸天然，有助於減輕身體負擔，也許促進

圖表 4　子宮的構造

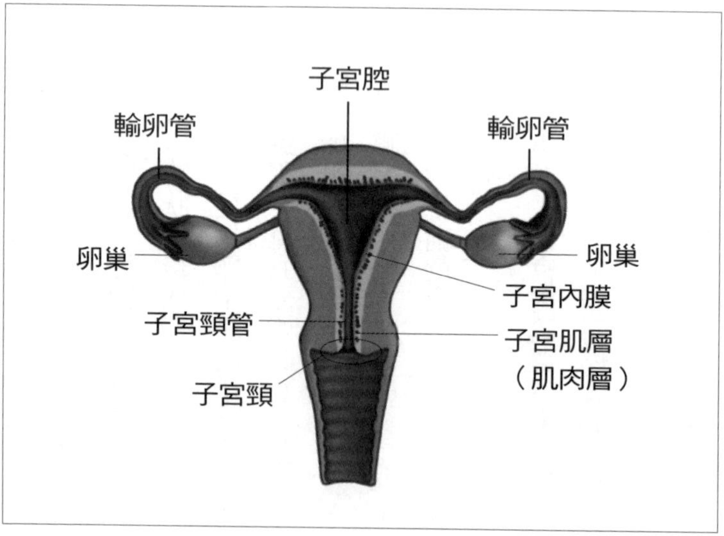

自然排出經血。

另外，**為什麼會經痛？從自然觀點來看，可能與體內的循環不順暢有關**。就像痰卡在氣管時會造成不適，當子宮內膜剝落過程中產生的經血無法順利排出，可能因子宮收縮異常而產生疼痛感。這時如果改以新鮮的蔬菜與水果為主食，身體能獲得豐富的抗氧化物與纖維，幫助代謝與循環改善，經期不適自然也有機會緩解。

長期維持天然、清淡的飲食，有些人會發現月經變得更規律、經血顏色呈鮮紅色，量也較穩定，這顯示身體處於比較平衡的狀態。長期攝取高油、高糖的飲食，可能增加體內發炎反應，影響血液循環與賀爾蒙平衡，間接導致經痛加劇。

人類學者兼有名的營養學家維克托拉斯・庫文斯卡斯（Viktoras Kulvinskas）曾在其知名著作《二十一世紀指南生存》（暫譯自 *Survival in the 21st Century*）中指出，生活在南美洲最南端的火地群島（Tierra del Fuego）的原住民女性，除了極少數的例外，幾乎沒有流經血的情況。而法羅群島（Faroe Island）的人、薩摩耶族（Samoyed）等也幾乎沒有經血，或經血量非常少。在此最重要的關鍵，就是她們幾乎不吃加工食品。

YouTube 頻道「FullyRawKristina」在全世界擁有一百多萬名訂閱者，且影片達八百多部，其經營者是以推廣蔬果飲食聞名的克里斯蒂娜・卡里洛—布卡拉姆（Kristina Carrillo-Bucaram），她曾說：

「開始執行生食（蔬果餐）的女性，若出現一些異常症狀，請不要擔心。有些人的經血會大幅減少，甚至完全停止，這都是正常的，不須因為沒有來潮而擔心。我剛開始實踐蔬果餐時，經血量也是少到幾乎沒有。如果你的經血量突然變多也是好事，因為這就是你的身體開始大掃除的證據，也意味著你的身體，開始將不需要的毒素和化學物質排出來。」

絕大多數的哺乳類動物不會像人類一樣，出現明顯的月經出血。這是因為牠們的身體會重新吸收未使用的子宮內膜組織，而非透過出血排出。有學者認為，這可能與牠們長期攝取天然食物、遠離加工食品有關，因而維持了更原始、自然的生理機制（按：目前這類說法仍屬於觀察與推論，尚未有明確的科學共識）。

帶著小狗到外面散步，就會發現雄性總是會用鼻子不斷嗅聞雌性的性器官附近，這是牠們正在以味道來確認雌性是否處於可孕期。如果雌性並非處於可孕期，那麼雄性也不會特別費心靠近。因此，萬一野生動物在排卵期出血，是非常危險的事，因為會將自己的位置暴露在獅子或鬣狗等天敵的視線中。這也是草食性動物在野外分娩後，會立刻吞食胎盤的原因，就是為了不暴露自己所在的位置。

處在排卵期的雌性只須在生殖器官（陰道）附近散發味道，便能藉以告知雄性「我現在能懷孕」的訊息。牠們不須流血，就能完成交配的信號傳遞，這些動物在漫長的數千萬年中這樣進化而來，正是靠著這種方式存活下來的偉大生命。

未經加熱的蔬菜與水果中，含有一種稱為「生物類黃酮」（Bioflavonoids）的物質，有助於強化微血管。如果我們以天然、未經加工的食物為主食，整體的血液循環與血管功能會有所改善，也有助於維持子宮與內膜組織的健康。若身體內累積過多代謝廢物或毒素，可能會增加血管的負擔，使血流不暢、影響內分泌系統的正常運作，進而可能反映在月經週期的變化上。

有些人在長時間斷食或實行蔬果飲食後，會發現月經出血變得極少甚至暫時停止，這往往讓人感到擔憂。但實際上，這可能是身體對於飲食變化與營養狀態的自然反應。當體內攝取的加工食品與高脂肪食物減少，整體賀爾蒙平衡與代謝機能可能會改善，子宮內膜的變化也會隨之調整。有人可能因為體脂降低或排卵暫停，而出現經血量減少的情況；也有人在改吃蔬果餐後，即使經血量不多，卻依然懷孕了（按：若月經很久沒來，仍建議諮詢專業醫師）。

此外，你也不須擔心更年期的停經問題。值得思考的是，現代資本主義總是喜歡將自然的生理現象名詞化。例如：頭很痛→頭痛；肚子疼→腹痛；月經停止→停經。這種轉換，常成為醫療產業推廣藥品、營養品的切入點，可能讓人對自然現象產生過度病理化的認知。

我認為更年期對女性來說，是能讓自己成為生命主體的禮物，因為此時兒女已經長大了。所以請不要懼怕這個禮物，並擺脫資本主義不斷恐嚇我們的行銷手段，遠離他們推銷的補品。希望妳能堅持吃對的食物，也就是蔬果餐與無添加蔬果汁，享受身為女性，而非母親的幸福生活。

你試過了嗎？

終於擺脫了高血脂、糖尿病

（預防院網路社群案例：江多熙，四十三歲女性）

以前，我每次生完孩子就會胖十公斤，體重一度胖到八十公斤，**還罹患高血脂與糖尿病**。當時我相當不知所措，也出現輕微的憂鬱症，還一下子暴飲暴食，一下子卻又厭食，而且還有運動強迫症。雖然曾經成功減到五十二公斤，卻搞壞了身體，每天都被減肥導致的強迫症與壓力所困擾。某一天，我偶然看到曹院長的YouTube頻道，後來也讀了他的書，才恍然大悟：「這或許是能幫助我擺脫困境的方法。」

從那時起我開始吃蔬果餐，現在體重維持在四十三至四十六公斤。老實說，我並不是一〇〇%只吃蔬果過活，而是採取蔬果餐占飲食八〇%的比例。當體重減輕、身體狀況好轉後，醫生還對我說：「如果妳當初沒減重，現在可能早就倒下了，這是基因使然。」竟然說是基因……我對於曾向這位醫生諮詢過感到丟臉。

我在兩年前，甚至連「蔬果餐」這個概念都不知道，因為被高蛋白飲食法（低碳減肥）洗腦，所以只要一天沒有攝取足夠的蛋白質就會心慌。

因為我本來就喜歡吃沙拉，所以那時會在沙拉裡加入雞胸肉、牛肉、豬肉、魚肉、雞蛋與起司來吃，還會搭配品質好的油，因為我堅信這樣吃是健康的。現在光想起在這些食物上花的錢就覺得心疼，我當時真的太無知了。我個人的經驗是，因為實行高蛋白減肥，導致膽固醇和血糖指數都變高了。

而我現在會關注蔬菜與水果，認真學習相關知識並努力實踐。自從實行蔬果餐後，我決定相信我自己，果斷停了高血脂的藥（按：自行停藥須謹慎處理，仍建議在醫師指導下進行）。但在不久前的血液檢查中，所有數值都回歸正常。這是怎麼一回事？

醫生仍堅信是服藥的結果，說我維持得很好，要持續按時吃藥。而現在我已經擺脫了暴飲暴食、對體重的執著與運動強迫症。就算我吃蔬果吃到再飽，體重也是一直維持在四十幾公斤左右。另外，原本困擾我很久的姿勢性低血壓、失眠以及慢性鼻炎都改善了。還有你相信嗎？我實行蔬果餐後，一次感冒都沒得過。

對我來說，接觸蔬果餐是人生的轉捩點，也讓我了解到生病並非正常狀態，健康才是。蔬果餐是讓身體回到正常生活的方式，我剩下的人生都要吃飽且苗條的過下去。

第五章
幫腸胃補充天然酵素

1 人體代謝與消化的重要催化劑

我相信大家應該都聽過「酵素」一詞，英文為 Enzyme，又稱為「酶」，而我在某種意義上會理解為「能量」。

在東方傳統文化中，有時人們會用「氣」、「能量」、「生機」來描述生命力，像是日常生活中，形容一個人「氣場很強」、「能量滿滿」，或「充滿生機」等。而**酵素是人體內消化與新陳代謝中不可或缺的催化劑**。

簡單來說，你可以把酵素想像成汽車的電池。人類的壽命約為八十年，而汽車電池的壽命為五年。人體若長期缺乏酵素，身體的代謝與生命活動將無法正常進行，最終可能危及生命，而汽車的電池若電力耗盡，也必須更換。

不過，如果在電池尚未耗盡前，在使用過程中隨時補充電力，則能延長至十年的壽命。若說為電池充電的是電力，為人體充電的就是酵素，也就是酶。這正是我主張如果想擺脫疾病與肥胖，應該要吃富含酵素的蔬果的原因，也是我相信：原本壽命僅有五年的電池，透過適當維護與充電，是有可能延長使用年限到十年的道理所在。

自然中存在著有機物與無機物，像泥土或石頭主要由無機礦物質構成，而動物與植物等具有生命的生物體，則是由各種有機物質組成。蔬菜與果樹在沒有生命的土（無機物）中生根，並透過吸收光能進行光合作用，進而產出有機物（見下頁圖表5）。我們平常所說的「水」，包含自來水、井水與雨水等無機水，而天然蔬果中所含的水分，是一種富含生命能量的水分。

黑猩猩的基因有九九．六％與人類相同，但除了特別的情況以外，黑猩猩並不會大量飲水。這是為什麼？因為牠們的主食（水果與蔬菜）中，已經含有滿滿的水分。神（自然）利用植物，將雨水或溪水等自然水源儲存在果實與葉片中，與生命

圖表 5　無機物變成有機物的過程

無機物（土、石頭、水、樹皮等）
↓
植物的光合作用（無機物＋光能量）
↓
有機物（水果、蔬菜等）

共存。不過，這不是說人類不要喝水的意思。因為所有動物天生具備了利用水和礦物質（如鹽），來維持體內平衡、代謝運作的能力。

人類之所以能消化並吸收經加熱的米飯或肉類，是因為我們的身體擁有適應熟食的消化酵素與代謝系統；而在高山地區，猴子或羊為了補充體內所需的鈉，會主動舔石頭或鹽塊。我認為，如果這些猴子和羊生活在蔬果豐足的地區，就不需要舔石頭了。

黑猩猩的主食是水果與樹葉，而與人類基因相似的靈長類動物，幾乎都是以蔬果為主食。以《槍炮、病菌與鋼鐵》聞名的人類學者賈德．戴蒙，在他的另一本著作《性趣何來？》（*Why Is Sex Fun?*）中，針對基因的差異做了如下描寫：

「非洲的黑猩猩與倭黑猩猩，基因組與我們的差異只有一．六％，是我們最親近的親戚；其次是大猩猩，差異僅二．三％；東南亞的紅毛猩猩，則是三．六％。大約七百萬年前，我們的祖先與黑猩猩和倭黑猩猩的祖先，在演化的路途上分道揚鑣；九百萬年前，大猩猩的祖先走上獨立的演化道路；紅毛猩猩則是一千四百萬年前獨立的。」

所有靈長類的牙齒結構，都是為了適應以蔬果為主的飲食而演化來的。另一位人類學者兼醫生羅伯特．布里夫（Robert Briffault），曾在其著作《母親》（暫譯自 *The Mother*）中提及：「可以確定的是，原始人類與類人猿一樣，都是以水果為主食。」人類從一萬年前開始農耕後，才開始正式吃穀類與肉食。這對我們體內的基因來說，是根本還來不及轉變的極短時間。

靈長類在進化過程中，長期依賴水果與植物等天然食物中所含的水分來生存與發展。相比之下，現代人普遍飲用的自來水，雖然經過處理可安全飲用，但其中含有氯化物、缺乏天然活性成分，也引起部分人對其品質的疑慮。

不論雨水、井水、溪水，雖然我們的身體可以透過代謝將其利用，維持生命所需，但從天然蔬果中攝取水分，往往能同時補充酵素、微量元素與活性物質，對身體有更全面的支持。

2 打成無添加蔬果汁，吸收更快

我認為，來自新鮮水果與蔬菜中的天然水分，是最接近身體所需、最容易被吸收利用的水分。你可能會想問，既然吃蔬果就能攝取這些水分，為什麼我還不斷在書中提到蔬果汁？因為在現代社會，要長期的只靠大量蔬果來維持生活並不容易。人類是高度社會化的群居動物，日常生活中會受到環境與人際互動影響，難以完全遵循理想化的飲食方式。

我們有時免不了會參加聚餐或慶典，吃一些令人食指大動的美味餐點，也因此不可避免的會面臨肥胖與疾病。而這時能最快幫助我們恢復身體狀態的，就是「無添加蔬果汁」。正因為這種果汁能最快速度修復身體，才能讓人立刻感受到「活的食物如何拯救身體」。這也是前面提過的自然治癒中心「Usha Veda 自然療法學院」，每天早晨都提供蘋果紅蘿蔔汁給病患的理由。

我再次強調，為了保留蔬菜與水果中天然酵素與部分活性營養素，建議盡量以生食方式攝取。所有酵素在攝氏五十四度左右開始失去活性，**而到達七十度時則大都已經被破壞**。換句話說，只要經過高溫加熱，這些原本活躍於食物中的天然酵素就會失去功能。就像我們泡在熱水中，身體會變得鬆軟、無力一樣。其實不只是植物，在超過攝氏五十度高溫的沙漠中，許多動物會將身體藏進陰涼的沙子中，以維持生理平衡並避免過熱。

我之所以強烈建議將蔬菜與水果打成果汁或蔬菜汁來飲用，是因為這樣可以更快速的幫助身體，吸收其中的營養與活性成分。而且，即使是生吃新鮮的水果和蔬菜，在進入消化系統時，仍會因纖維的存在而增加消化負擔。雖然這些膳食纖維對腸道有益，有助於排毒與維持腸道健康，但它們需要較長的時間來分解與代謝，大約需要三十分鐘至兩小時。

相比之下，無添加的蔬果汁**已將植物細胞壁破壞，使其中的酵素、維生素與植化素更容易被身體迅速吸收**，大約只需數十分鐘就能進入吸收階段。當我們坐在餐桌前，與家人朋友一同分享一杯新鮮蔬果汁，不只是滋養了身體，也拉近了彼此的距離。

那麼，為什麼我們一直吃經過高溫加熱的食物，卻還能活著？因為神（自然）在我們體內設計了一套機制，讓我們能自行製造酵素，被稱為「體內酵素」（見下頁圖表6），據部分研究估計，人體內存在約兩萬種以上的酵素。當中最具代表性的三種消化酵素，分別是負責分解澱粉的澱粉酶、分解蛋白質的蛋白酶，以及分解脂肪的脂肪酶。根據通俗分類，人體的酵素大致可分為兩類：二〇%的消化酵素，幫助食物分解；八〇%的代謝酵素，參與細胞修復、排毒、能量產生以及其他維持生命所需的生理功能（按：某些自然療法書籍認為，代謝酵素在身體中所占比重為八〇%，但此比例在現代醫學上尚未有明確的實證支持）。

萬一你今天、明天都不斷的攝取過量的加工食品，會發生什麼事？負責分泌體內酵素的器官，最後會因過度負荷而倒下。就像是前面提到，分泌胰島素的胰臟如果超量工作，生產出過多的胰島素，就會產生「胰島素阻抗」現象一般。

就像一輛汽車靜止不動，卻一直開著頭燈與車內燈，電池終將耗盡。使本來能使用五年的電池，可能不到三年就須更換。所以經常暴飲暴食、過量攝取加工食品的話，就很可能在不到五十歲時英年早逝。這正是我一再強調，應多攝取富含體外酵素的蔬菜、水果與無添加蔬果汁的原因。

圖表 6　酵素的種類

體內酵素	消化酵素占 20%、代謝酵素占 80%。
	最具代表性的三種消化酵素： • 唾液內的澱粉酶：將澱粉分解為單醣或葡萄糖。 • 胃中的蛋白酶：將蛋白質分解為較小的多肽或單一胺基酸。 • 胰液中的脂肪酶：將脂肪分解為甘油或脂肪酸。
	人體內有 2 萬種以上的酵素。
	體內酵素由身體自然合成，並根據生理狀況調節產量與活性。
體外酵素（食物酵素）	多數酵素在約攝氏 54 度開始變性，70 度以上幾乎失去活性。
	新鮮蔬果中含天然酵素。

3 營養學專家：酵素決定壽命

美國的艾德華·賀威爾（Edward Howell）博士是享譽世界的酵素營養學專家，他耗費了五十年的時間，將其研究結果整理成《酵素全書》（*Enzyme Nutrition*）一書。書中揭露了一個話題：「人為什麼會生病？」並試著對此一議題提出解答。根據賀威爾博士的說法（與我的意見完全一致），結論是「**酵素不足會引發疾病**」，博士也在書中留下了名言——**酵素決定壽命**。

人類的身體由五十至一百兆個細胞所構成，每個細胞在一分鐘內，可以引發一百萬次的化學反應。根據二〇一六年魏茲曼科學研究院（Weizmann Institute of

Science）研究團隊發表的報告指出，人體在日常呼吸與活動的過程中，細胞會不斷的更新，每天會有三千三百億個細胞死亡，同時也有這麼多新細胞取代。有些細胞壽命較短，也有細胞的壽命超過十年，人體細胞的平均更新週期約為八十天（按：例如，腸道細胞的更新週期是二至三天；骨細胞約七至十年更新一次）。

因此，我們的身體並非固定不變，而是不斷變化的生命體。根據我們懷抱什麼樣的想法、吃什麼樣的食物，身體和臉孔都會改變。吃水果的話，就能擁有像水果般漂亮的臉蛋；吃垃圾食物（加工食品）的話，臉蛋也會變得像垃圾一樣醜。如果你現在能有自信的說「我很健康」，那就代表身體內部的各種化學反應正在順利進行，而引發這些化學反應的催化劑，就是體內酵素。因此，體內酵素充足的人，當然比酵素不足的人健康。不過，**即使體內酵素不足（像是老人與病人），如果不斷攝取食物酵素（來自蔬菜、水果與無添加蔬果汁），身體也不會感到沉重不適**。

雖然有這麼多的酵素，它們卻是各司其職。這稱為「受質特異性」（substrate specificity），意思即為一種酵素只能對應一種特定的受質。像是澱粉酶就只能分解澱粉，而無法分解蛋白質或脂肪。像這樣，酵素雖然各自功能單一，不過因為種類與數量超過兩萬種，因此幾乎沒有它們無法處理的任務。人體內由唾腺、胃、胰臟及小腸等部位分泌的消化酵素，會在我們攝取食物時，混合在唾液、胃液、胰液及腸液中一同釋放出來，幫助食物的分解與吸收。

消化酵素完成任務後，就輪到代謝酵素開始工作。代謝酵素參與將小腸吸收的養分（按：如葡萄糖、脂肪酸與胺基酸）轉化為能量，也在清除體內自由基、協助肝臟進行解毒反應中扮演關鍵角色。但如果我們攝取過多的肉類和加工食品，身體便須分泌更多消化酵素來處理，這會增加消化系統的負擔。長期消化負擔過重，可能會間接影響身體的代謝與解毒功能，讓人感到疲憊或不適。

所謂的體內酵素，就是指在體內被製造出的酵素。身體會根據飲食內容與生理狀況調節酵素的分泌，如果長期攝取高負擔、難以消化的食物，可能會讓消化系統長時間處於高強度運作狀態，間接影響整體代謝與健康。

現在我們來談談關於長壽的問題。長壽與健康的關鍵之一是良好的飲食習慣，而飲食過量會增加消化系統的負擔，雖然酵素會根據需求自然分泌，但長期過度消化，可能間接影響代謝與整體健康。另一方面，**長壽者中很少人會暴飲暴食**，世界長壽村的百歲老人大部分都是少食主義者，如果問老人：「長壽祕訣為何？」他們多半會異口同聲的說：「在吃飽前放下筷子。」中國俗語亦云：「常吃八分飽，延年又益壽。」這句話的意思是飲食只要八〇％的飽足，就能遠離疾病與老化。

那麼，哪些食物最容易提高消化系統的負擔？大家只要想想吃什麼食物時，肚子最不舒服，那就是答案了。這一點都不難，也無須千辛萬苦的鑽研營養學或醫書來分析。有些食物如加工食品與油膩肉類，因成分複雜、消化難度高，身體可能須分泌較多的消化酵素處理，進而讓消化系統負擔變大。

水果和蔬菜富含水分、纖維與某些天然酵素，通常比高脂肪、高蛋白的食物更容易消化。對大多數人來說，適量攝取後不會感到腸胃負擔，甚至可以輕鬆活動（按：實際的消化速度因人而異，攝取量大或腸胃較敏感者仍可能腹脹不適）。

酵素能催化各種化學反應，幫助食物分解與吸收。而酵素在高溫下容易失去活性，因此某些加工酵素產品在製程中，可能已不具原始活性，所以目前市售酵素產品的功效與實際作用，仍有待更多研究證實。

植物的種子中含有多種酵素，雖然在乾燥狀態下處於休眠，但在適當的條件下

（如溫度、水分、陽光）就會被活化，啟動發芽過程。研究中曾發現，來自古代遺址或凍土地區的種子在多年後仍具有生命力。

不過，煮過的豆子無法再發芽，這也顯示高溫會破壞食物中的天然酵素與活性成分。還有，像燒焦的肉類被認為含有致癌物質，應避免過度碳化的烹調方式。

我認為，人類平和且愉快的心情，也可說是一種「酵素電池」。當你處於生氣、憂心忡忡或欲求不滿的狀態中，體內的「酵素電池」便很快會被耗盡；如果內心充滿「憤怒」，也會讓能量快速流失。此外，話說得太多也會耗盡電池。你有過這樣的經驗嗎？在人多的場合中高談闊論後，心裡總會出現空虛感。所以，以前的先賢才總是告誡我們「少說多聽」。

你試過了嗎？

不再被青春痘和鼻炎困擾

（預防院網路社群案例：李福滿，四十六歲女性）

我已經持續六十八天實行蔬果餐和不吃澱粉的飲食方式，現在好像也有點習慣了。之前因為反覆斷食與暴食，所以體重上上下下，導致精神上極度疲憊，甚至得了憂鬱症。後來隨意瀏覽 YouTube 時，看到了曹承佑院長的影片。經過了六十幾天的努力後，不只是我，連家人也一起積極的執行蔬果餐。過去，我總是以工作忙碌為藉口，點外送或買速食給兒子吃，結果我每天早上都會因為兒子肚子痛、長痘痘還有起床氣而身心俱疲，加上我也因為反覆斷食與暴飲暴食而陷入憂鬱，沒想到之後竟然找到新的希望。

之前，我是個容易生氣且想法很負面的人，但開始執行蔬果餐後，感覺內心變平靜了。此外，還出現了其他變化：

首先，體重減輕了五公斤，從五十四．五公斤變成四十九．五公斤。我在新冠疫情時期曾經胖到五十八公斤，所以算起來幾乎共減了十公斤；而且我的皮膚變好，黑斑也變淡了，甚至掉髮情況也改善了；以前坐在辦公室一整天後，小腿經常腫脹難受，現在浮腫的狀況也好轉了；除此之外，不知道是不是因為身體排出毒素的關係，上廁所很順暢，心情上也比較不容易生氣或不耐煩。這對我來說是很大的變化，感覺像是連心裡的毒素也都被排出了。

至於我十五歲的兒子，一開始是先將牛奶換成無抗生素牛奶，後來乾脆直接戒掉，原本喝的長高配方奶粉也直接丟進垃圾桶。**他以前每天早上都會喊肚子痛，且被嚴重的青春痘與鼻炎困擾，現在這些症狀都消失了。**雖然像泡麵、炸雞、披薩、漢堡、餅乾、巧克力與冰淇淋等還沒能完全戒掉，但從原本吃十次減少到一、兩次，這都是因為他跟著認真執行蔬果餐。現在甚至還能聽到他說巧克力太甜了，所以不想吃。

五十歲的丈夫則還有很大的進步空間。他很能吃，是個一天到晚吃不停的大胃王。不過，最近早上他也會跟著喝檸檬水或果汁，也算是有一點改變。之前他會一直嘮叨「有良心的話就應該幫他補身體」、「要吃肉才會有力氣」、「要喝牛奶才能長高」……但現在這些抱怨正在大幅減少中。因為我和兒子都已經變了，所以我相信丈夫之後也會改變。

我現在每天早上運動時，會反覆聽曹承佑院長的影片，持續了解蔬果的世界。以前下班後，總是匆匆忙忙的在超市買現成的組合料理包回家煮，有時也會隨便以餅乾和麵包來應付一餐。但現在不同於兩個月前，我會認真了解食材，也覺得備餐很有趣，甚至很神奇的能享受食物原本的味道。

我之前為了減肥，所以不敢吃水果，卻會吃餅乾；覺得蔬菜、水果很貴，卻花錢買高蛋白奶昔和點心來吃。沒想到現在我已經變了。

第六章

不吃早餐，便祕就改善

1 讓胃休息十六個小時

我可以很有自信的告訴大家：「一天只要吃兩餐就夠了。」相信十分關注健康議題的人，一定會對該不該吃早餐這個問題很傷神。但世上沒有任何一種野生動物，會像人類一樣把進食分成早餐、午餐、晚餐。地球上所有野生動物都是肚子餓了就吃，肚子飽了就停止進食，連獅子在肚子飽的情況下，看到兔子也不會抓來吃，反而會像對待寵物一般玩弄（按：並非所有人都適合一天兩餐，例如快速成長中的青少年、孕婦、某些慢性病患者，可能需要更細緻的營養攝取安排）。

但不知道從什麼時候開始，只要打開電視，就會看見醫生不斷鼓吹「一定要吃早餐」。如果換個頻道，則看到購物頻道跳出「麥片搭配牛奶」的廣告。面對如此「完美」搭配的行銷策略，我們這些蠢笨的人類怎麼可能躲得掉？海倫・聶爾寧曾在其著作《簡樸飯桌》中提到：

「我們每週會有一天（通常是週日）禁食，那一天完全不吃東西。另外，我一年到頭從不準備早餐。到了春天，則會為了清理腸胃，所以連吃十天的蘋果。蘋果的量不限，就看能吃多少，還有能消化多少。這樣一來，就不會像禁食時一樣體力不濟，我覺得很好，是每個人都能嘗試的單一食物減肥法。

「（中略）我們的身體會在睡眠期間，消化前一天吃下的食物，因此隔天起床就算不立刻吃東西也無妨。且因為整晚幾乎不太消耗能量，所以在早上，身體也不會需要額外的能量。尤其對胃來說，如果不吃早餐的話，反而能**讓它獲得十六個小時（從晚上八點吃完晚餐後，到隔天中午為止）的休息時間**。」

還有，我也經常強調「快快吃，就會導致快快便祕」。最具代表性的，就是早上花五分鐘囫圇吞棗的吃下麥片。在電視廣告上，常能看到媽媽和孩子一起把牛奶倒進麥片裡，並說著：「這是媽媽給寶貝的最佳禮物。」即便現在大家已經知曉**麥**

片就是砂糖與油炸製品的結合，根本是有害健康的東西，但依然會被廣告深深影響。有些公司甚至推出「減糖」與「非油炸」的麥片，來作為應對之計。

如同前面提到，清晨四點到中午十二點是身體的排出週期，也就是將身體裡的廢物與食物殘渣排出體外的時間。因此，早上起來會發現眼角有眼屎，也會想上廁所。那如果在這個時段進食，會發生什麼事？想想看，如果河流下游正要排出垃圾，上流卻又被倒入新垃圾，會變得怎麼樣？答案就是「堵塞」，也就是便祕。

近來，有很多人因為工作需要，須上晚班或大夜班，因此不得已在深夜進食，不過即使如此，我建議至少早上保持空腹的狀態，或吃能幫助身體大掃除的蔬果與無添加蔬果汁。早上如果攝取這些食物，可減輕腸胃的消化負擔，讓身體更專注於排泄等機能。一般而言，蔬菜和水果的消化時間為三十分鐘至兩小時，而無添加蔬果汁則可能更快。

有一天，我在電視上看到現一位像山一樣高大的棒球選手。主持人問他結婚後覺得最幸福的事是什麼，他毫不遲疑的回答：「每天早上，妻子都會準備一桌豐盛的早餐。」對此我開始陷入沉思。一方面心疼棒球選手的妻子，必須一大早起床為丈夫張羅一大桌早餐，另一方面，擔心一早就吃得這麼豪華，那晚上又會多麼鋪張？同時也能想像到這位棒球選手退役後，體重恐怕會一路飆升。

「早上吃飽才有力氣」這種說法，只是食品公司為了賺錢而推出的宣傳話術而已。如果你晚上已經吃了很多，隔天起床後覺得：「好像沒什麼食慾？」這是非常自然的反應。如果你能放下對「應該吃早餐」的執念，而且早上也沒有食物香氣從廚房飄出來引誘你，那麼我敢保證，你即使不吃早餐，可能也不會覺得餓。

只要不是重度勞力工作者，早上最好保持空腹，只要喝一杯水或無添加蔬果汁就足夠。而我極力推薦無添加蔬果汁，因為它能幫忙已經辛苦整晚的腸胃進行大掃除。哈維．戴蒙德在其著作《減肥的不變法則》中提到：

「我們的身體由一百兆個細胞組成。首先，每天透過新陳代謝，會產生超過三千億個死亡細胞。其次，體內未被有效利用的殘渣，也就是食物經過加熱後所產生的副產物，會變成有毒的廢物，這就是毒血症（Toxemia）的形成過程。若有毒廢物的生成量超過了排除量，會發生什麼事？這些多餘的毒素當然會一直堆積。

「若廢物隨著血液被送往心臟和腦，人就會死亡。因此，身體為了自我保護，會將毒素優先儲存在脂肪組織中，如腹部、大腿等部位（按：部分脂溶性代謝廢物可能暫時儲存在脂肪組織中，這被認為是身體暫時調節與保護的一種方式）。另外，當身體的代謝負擔過重時，可能會導致體內水分滯留，造成體重上升，形成所謂的『水腫型肥胖』。有時這種情況會被誤解為『只喝水也會變胖』。」

我曾將自己的身體當作白老鼠進行了很多實驗。像是比較這兩種情況：「早餐和午餐吃蔬果或無添加蔬果汁，晚上吃一般正餐」，與「早餐和午餐禁食，晚上吃一般正餐」。

一般人可能會認為，後者的飲食方式攝取到的熱量更少，因此有益於減肥，但實驗結果完全相反，因為蔬果或無添加蔬果汁能幫助身體排出大量的廢物。吃了能幫助身體大掃除的食物，就會體驗到像一股腦兒將三千億個死亡細胞與有毒廢物排出的暢快感，也就是「完全排出」的感覺。你不須了解複雜的理論，只要親身實踐就能體驗。

如果食品公司或製藥公司以提供經費的方式，協助大學教授發表論文，可想而知這些論文無法擺脫資助人的影響。然而，有個分析法稱為「統合分析」（Meta-analysis），是指將數年或數十年的相關論文和研究結果整合後，得出結論的分析方法。正因為統合分析具有極高的信賴度，能削弱單一研究可能存在的偏誤，因此成為食品公司與製藥公司迴避的分析方式。

從眾多統合分析的結果來看，傳統的「熱量概念」不足以完整解釋體重變化的現象。例如，前面提到「早餐和午餐吃蔬果或無添加蔬果汁，晚上吃一般正餐」，和「早餐與午餐禁食，晚上吃一般正餐」相比，**攝取的總熱量更高，卻能促進順暢排便，並達到減重效果**，這種結果僅以「熱量收支」理論無法充分解釋。

一般流傳的「男性一天應該攝取兩千大卡、女性一天一千五百大卡」這類熱量標準，是約一百年前根據當時的生活型態制定，與現代人的活動量與代謝狀況已有落差。儘管如此，食品公司仍普遍以「熱量」作為行銷主軸，進而讓消費者產生「只要熱量低，就是健康食品」的錯誤安心感。無論食品中添加物多寡，只要標榜低熱量，便能輕易取得市場青睞。

因此，**只關注熱量的話，保證你的減肥會「百戰百敗」**。許多人會這樣想：早上跑兩個小時，加上仰臥起坐，總共消耗了五百大卡，而一碗白飯是兩百大卡，所以中午多吃一點也沒關係吧？或早餐和午餐都不吃，那晚上吃五百大卡的泡麵也還可以吧？不過，這種以熱量進出作為唯一標準的思維模式，忽略了人體代謝的複雜性，無助於減重。

就像我自身的經驗所證明的那樣，與其執著於計算熱量，不如將重點放在排出體內毒素與徹底代謝清理。所以，請不要執著於熱量，只要朝著「完全排出」這個方向前進，疾病與肥胖一定會逐漸遠離你。

2 口臭、體味重，都是體內毒素在作怪

萬一在人類群居生活的都市中，缺乏下水道系統或系統非常簡陋，那會發生什麼事？汙穢的水會滿溢，整個城市都變得很髒亂。其實歐洲直到十六世紀，下水道系統仍不完善，而知道這一點的人並不多。當時大量的人口湧入都市，但上、下水道系統的修建速度遠遠跟不上，因此許多居民甚至會往外傾倒糞便。據說，那時的威尼斯女性為了避免走在路上踩到穢物，因此在鞋底貼上一層厚厚的軟木墊，這種鞋款（chopine）後來被認為是高跟鞋的起源。

我們的身體也是這樣。如果體內的「垃圾處理系統」（按：大腸是體內「固體

廢物」主要處理器官，而整體「垃圾處理系統」包含肝臟、腎臟、大腸、皮膚、肺部等）正常且高效的運作，體內累積的毒素就能順利排出，口腔或皮膚自然不會散發異味。同時，也大幅降低因毒素堆積，而導致的肥胖、疾病與加速老化等問題。

那麼，該如何促進體內排泄機能的完善運作？關鍵在於攝取能促進體內代謝與排毒的天然食物，幫助人體排除廢物。

3 吞嚥太快，導致便祕

人們喜歡在短時間內解決各種事——希望快速賺到錢、很快達成目標，或只花五分鐘就解決午餐，而為此付出的代價就是肥胖、疾病與老化現象。在點餐後迅速出餐的速食，像是披薩或漢堡，通常也會被快速的吃下肚。如果飲食者未充分咀嚼（無法啟動唾液中澱粉酶的初步消化過程），這些食物就會在短短數分鐘內被倉促吞嚥。然而，**這種飲食習慣必然帶來代價，其中最常見且最早出現的問題，就是便祕**。快速進食的食物為何會導致便祕？便祕又為何和肥胖、疾病與老化有關？

速食通常屬於營養價值低、熱量密度高的「空熱量」食品。這類食物往往含有大量的食品添加劑，如硝酸鹽及味精等，當人們過度攝取這些成分，可能對神經系統造成刺激。

為了代謝這類外來化學物質，肝臟與腎臟等主要排毒器官必須長時間高強度的運作，日積月累之下，容易導致器官功能過勞、排毒能力下降，進而引發消化不良與其他代謝障礙。長期下來，身體為了處理這些額外負擔，不僅消耗大量能量，還可能促成脂肪堆積、慢性炎症與各種代謝性疾病，最終形成肥胖、疾病與體力衰退的惡性循環。

未經充分咀嚼的食物，會使胃部必須分泌更多消化液以分解大塊食團，從而延長整體消化時間。而這類食物進入胃部後往往會長時間滯留，進而在胃內產生發酵或腐敗現象。在這種情況下，體內可能產生較多的「活性氧」，而活性氧的過量累積，被認為與慢性發炎、細胞老化和疾病發生有關。

我不喜歡艱深的醫學用語，比較喜歡用簡單易懂的方式來說明，所以直接稱這種物質為「氧氣垃圾」。治療我們身體的護理師「白血球」，主要負責辨識並消滅體內的異物與病原體，如細菌、病毒與受損細胞，從而維護身體健康。不過，有個有害物質是這個白衣天使無法直接清除的，那就是氧氣垃圾。

而氧氣垃圾會促使血小板聚集與血栓形成，進而增加血管阻塞風險（按：活性氧是人體代謝過程中自然產生的副產物，適量時有助於調節生理功能，但若過量，會損傷細胞組織，誘發慢性發炎與血栓形成）。這些血栓若堵塞通往大腦、心臟、腸道、肝臟等器官的血管，將可能引發嚴重後果。

4 淋巴系統是排毒的司令部

如果有人菸酒不離手，或吃東西狼吞虎嚥、承受各種壓力，為什麼身體仍然能維持基本運作、不會立刻出現嚴重問題？這在某種程度上要歸功於身體的淋巴系統。**淋巴系統中的淋巴結具有過濾功能，能攔截體內的有害物質與病原體，協助免疫細胞分解與處理這些異物**。分解後的代謝產物會以汗水、尿液、糞便的形式排出體外。可以說，**淋巴系統就是排毒的司令部**。

如第一五四頁圖表7所示，淋巴系統是由淋巴液、淋巴管、淋巴球（淋巴細胞）與淋巴結組成的複雜網絡。該系統在體內協助清除組織間液體中的病原體、代謝產物與異常細胞。當組織中出現異物或感染源時，淋巴管會引導這些物質進入淋巴結，免疫細胞（如巨噬細胞、樹突細胞與T細胞）會在其中進行辨識、處理與清除。當身體某個部位出現腫脹時，往往是該區域正在發生免疫反應，例如淋巴結活化或發炎反應所致。所以，我們應該轉換思考：身體出現浮腫不一定代表重大疾病，也可能是局部發炎或免疫反應的一部分。

淋巴液約占體重的一％至三％，這麼多的淋巴液就像監視器一樣，監視著我們的全身，每天都忙著抓犯人。我再次強調，人體真的是極其奧妙，絕對不能小看，不然，怎麼可能在數百萬年的演化歷程中生存並繁衍至今？

你可能又會想問，那淋巴液是如何產生的？當身體某處破皮流血時，過一會兒會流出透明或淡黃色的液體，這是「組織液」。組織液是血漿從微血管滲出後形成的液體，當部分組織液進入淋巴管，便成為淋巴液。

當傷口滲出組織液時，通常是身體進行免疫反應與組織修復的過程之一。這類液體可能含有白血球、蛋白質與代謝產物，因此可能伴隨輕微氣味，請不要誤會是異常現象。

圖表 7　身體的淋巴系統

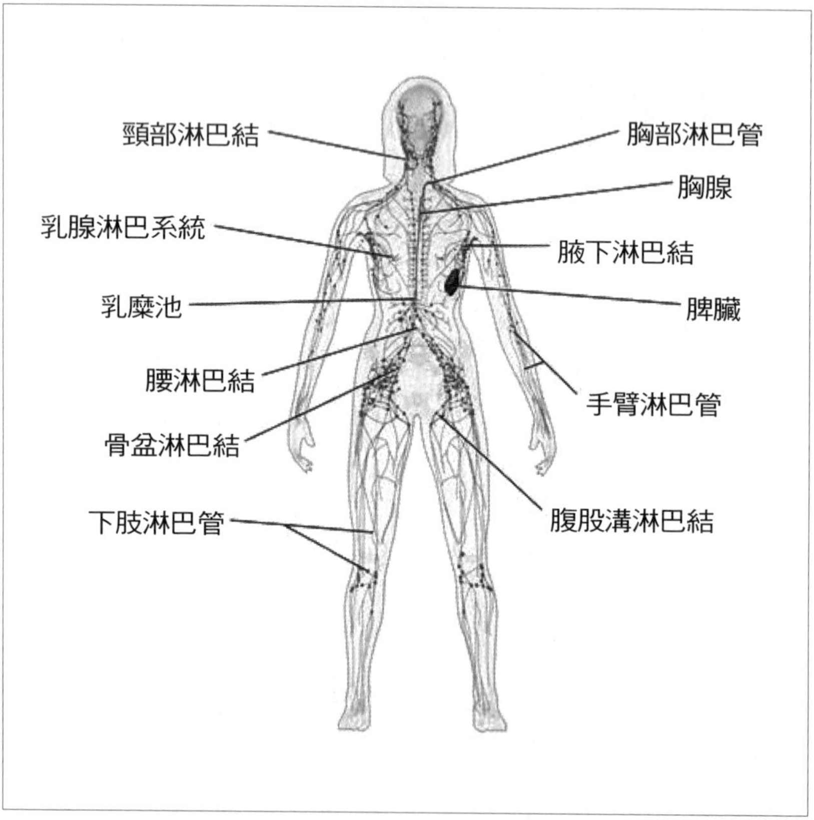
頸部淋巴結
胸部淋巴管
胸腺
乳腺淋巴系統
腋下淋巴結
乳糜池
脾臟
腰淋巴結
手臂淋巴管
骨盆淋巴結
下肢淋巴管
腹股溝淋巴結

人體某些部位如腋下、肚臍、腳趾間與鼠蹊部等，氣味通常較為明顯，這是因為汗腺（特別是頂漿腺）分布較多，加上通風不良、角質堆積與皮膚微生物代謝所致。這些區域同時也是淋巴結較密集的部位，但氣味的產生主要與汗液和皮脂分泌、細菌分解產物有關，而非直接反映淋巴系統的活性。

有些人因為腋下有氣味，就被建議做「頂漿腺刮除手術」（狐臭手術）。此手術主要針對淺層汗腺，通常不會影響腋下淋巴功能。然而，由於腋下是淋巴結與淋巴管密集區域，若手術較深入，仍有可能輕微干擾到局部淋巴結或淋巴流動，術後應留意相關變化。

若身體某處出現短暫的腫塊或硬塊，可能是淋巴結因感染或發炎而暫時腫大，這是淋巴系統進行免疫防禦的正常反應，無須立即驚慌（按：若腫脹持續不退或伴隨其他異常症狀，建議由醫師進一步評估）。淋巴系統在體內扮演重要的免疫監控與異物過濾角色，是維持健康不可或缺的一部分。

5 發燒與疲倦，是免疫系統修復的信號

淋巴結（舊稱淋巴腺）分布於全身，像是腋下、頸部、胸部周圍等，具有過濾病原體與協助免疫反應的功能。當身體感染病毒或細菌時，淋巴系統會活化，可能出現腫脹或發炎。像扁桃腺炎（Tonsillitis），是扁桃體對抗感染時發炎的結果。

當扁桃腺發炎時，**身體會出現發燒、疲倦與食慾下降等症狀，這是免疫系統啟動的自然反應**。此時適當休息與避免過度進食，有助於身體集中能量進行修復。

動物中有變溫動物（如青蛙、蛇等），也有恆溫動物。變溫動物會根據周遭環境，調整自身體溫來生存。而人類作為恆溫動物，會努力維持穩定體溫。當發生感

染時，身體可能透過發燒來強化免疫反應，這是自然的防禦機制之一。

二十多年前，曾一度流行扁桃腺切除這類手術，但隨著醫學觀念改變，現在僅在反覆感染或嚴重影響健康時才建議進行；過去也曾普遍為新生兒進行包皮手術，但後來研究顯示，除非有醫學需要，不然不建議例行性施作，因為包皮具有保護與感覺功能；剖腹產同樣曾大量被施行，現今則強調根據母胎狀況做出選擇。這些例子顯示，許多曾經普遍的手術，隨著證據與觀念進步，可能會逐漸被重新檢討甚至淡出。

幾年前，好萊塢巨星安潔莉娜．裘莉（Angelina Jolie）曾進行「預防性雙乳切除手術」，她當時這麼說：「我的母親與癌症奮戰了將近十年，直到她五十六歲時離開了這個世界，而我不想經歷相同的事。切除乳房與卵巢是我為了自己與家人所做的決定，且無損我的女性身分。現在我可以告訴我的孩子，他們不必擔心媽媽被可怕的乳癌帶走。」

也就是說，她因為認為乳癌有可能會遺傳，所以先切除乳房（按：安潔莉娜．裘莉基於自身攜帶BRCA1基因突變，會大幅提高罹患乳癌與卵巢癌的風險，因此選擇預防性手術以降低罹癌的可能性）。第一五四頁圖表7左上方的「乳腺淋巴系統」，是指乳房周圍的淋巴管與淋巴結。此處的淋巴系統負責的是什麼？就是協助偵測與清除入侵的病原體、異常細胞（例如癌細胞）與代謝產物。而切除乳房，可能影響局部淋巴循環與防禦功能。

這個行為就像是覺得警鈴很吵，所以事先把連接警鈴的電線全部切斷一般，那麼本來擔心警鈴大響而打算逃走的小偷，就可以趁安靜的空檔破壞了保險櫃的門，並盜走了寶物。若警鈴（淋巴系統）無法發揮作用，身體在過濾病原體、清除異常細胞與調節免疫反應上的效率可能會下降，導致增加感染風險，並讓某些病變更難及早偵測與控制。

6 你只在乎營養成分，卻忽略它能否排毒

人體的各個部位都是透過血管彼此連結。試想，如果一個國家的所有道路都泥濘不堪的話，會怎麼樣？當車輛陷入泥濘無法動彈、四處哀嚎時，整個國家的運作就會陷入癱瘓。我們的身體也是一樣的道理，而這正是自由基這麼可怕的原因。

所以，我們應該優先**選擇富含抗氧化物的食物，有助於對抗自由基**。可惜的是，愚蠢的人類**往往只關心食物有什麼營養成分，卻忽略了「哪些食物能幫助排出體內廢物」**。因為我們總以為，吃進去的東西自然會排出體外，根本不用操心。

很少有人真正了解，食物通過食道進入胃，再經過小腸、大腸，最後形成糞便

排出體外的過程中，體內發生了什麼事。因此，即使許多父母會關心孩子的健康，但也只是一味聽醫生的話，不探究造成問題的根本原因。他們對孩子的學業總是嘮叨不停、一一干涉；但對比學業更重要的身體卻這麼敷衍，那還算是稱職的父母嗎？難道認為只要孩子有成就，就算胖、生病也沒關係嗎？

尤其現在的父母幾乎對「排出」缺乏理解，導致兒童肥胖與性早熟的現象有增加的趨勢。孩子多半傾向尋找吃起來開心的食物，而許多父母對此置之不理，反而以「沒時間」為藉口，讓孩子吃能快速準備但不健康的食物。這樣的父母不只是從犯，簡直是危害孩子健康的主謀。甚至明明是自己一手造成問題，卻還對孩子大喊：「你怎麼胖成這樣？該減肥了。」

我認為教育體系應該更重視「健康與營養」的教學內容。相比於英語、數學或科學，孩子的身體健康同樣重要，卻常被忽略。

7 煮熟，酵素和維生素都流失了

在第二章中提到的諾曼．沃克表示，他花了四、五十年蒐集了大量的資料，其中包括多達一卡車的大腸X光影像。他之所以這樣做，是因為在確認真相之前，他從不對任何事草率下結論，這種執著驅使他不斷深入研究。他表示，所有照片中顯示出腸道最乾淨的，是一位執行蔬果餐的孕婦所生的孩子的大腸影像。下頁圖表8是他親筆繪製的大腸構造圖。

接著再看第一六三頁圖表9。你會發現，與乾淨的大腸相比，圖表9的大腸充滿廢物，腸道環境明顯惡化，展現了長期無法徹底排出體內廢物的後果。

圖表 8　大腸構造圖

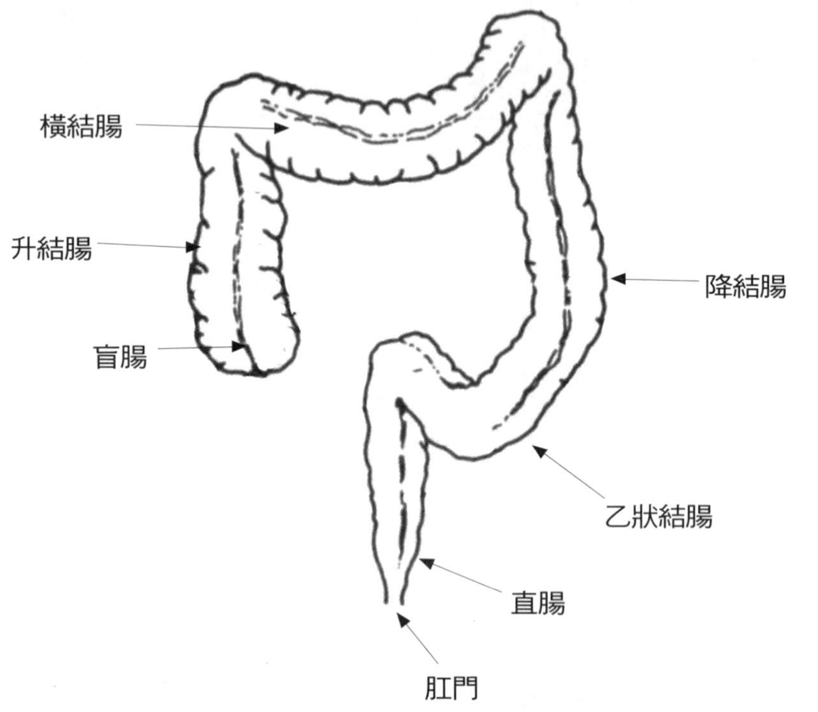

▲ 此圖由諾曼・沃克親自繪製。大腸可概略分成三個部分，分別是盲腸、結腸與直腸。其中最長的結腸，又可進一步分成四個區段，分別是升結腸、橫結腸、降結腸與乙狀結腸。大腸的功能包括吸收水分、使糞便成形並變得較堅固，也是糞便排出體外之前的儲存場所。

圖表 9　腸道不健康的情況

心臟
疾患
胃部
疾患
肝腫大
胰臟功能異常
低血壓的跡象
腎上腺功能
異常
腎臟功能
異常
橫結腸
升結腸
消化不良的跡象
視力不良的跡象
降結腸
鼻竇功能
異常
嚴重膀胱問題
有寄生蟲的
跡象
月事不順
的跡象
直腸（大腸末端、
連接肛門的部分）

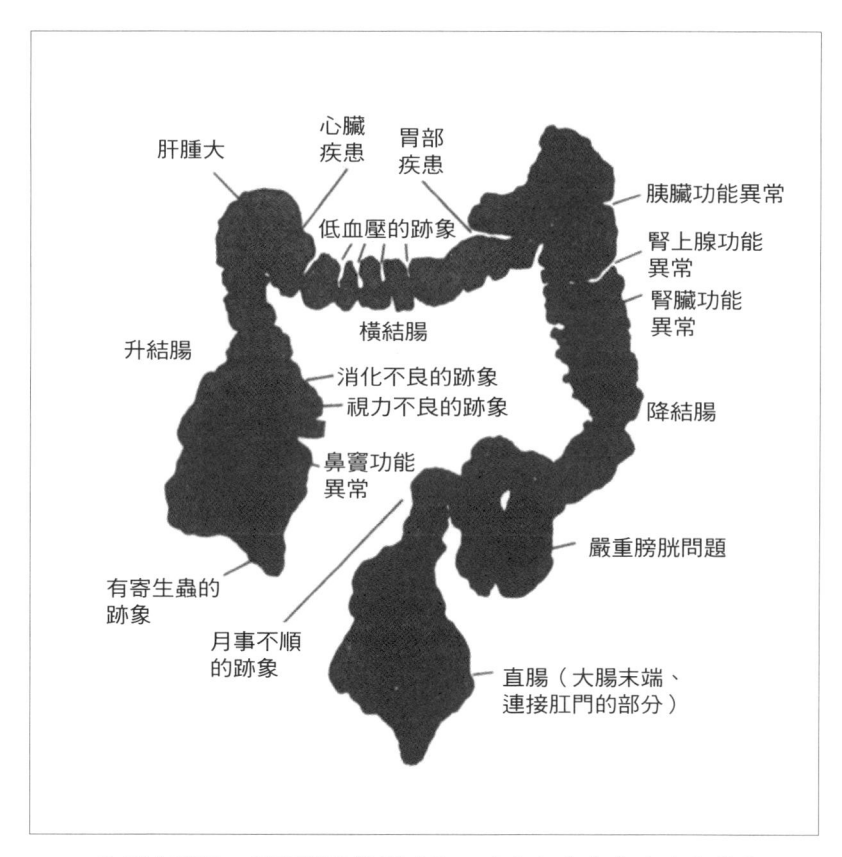

▲ 此圖由諾曼·沃克親自繪製（按：雖然部分自然療法主張大腸會反映身體其他器官的變化，但目前醫學上並無明確證據支持）。

大腸是負責排出廢物的重要器官，而吃飯過快的習慣，可能會增加腸胃負擔，進而影響大腸功能。

如果你經常在家開伙做飯或買餐廳做好的食物，那麼就算你一天能順利排便一次以上，也不能保證你的體內器官正有效運作，因為過度加熱與過度加工的飲食，可能導致部分營養素流失。我想再次強調，地球上所有動物（不包括家畜）中，只有智人將食物加熱來吃。**如果食物經過高溫烹調，部分酵素與對溫度敏感的營養素（如維生素C與某些植化素）可能會被破壞**。因此，即使排便正常，也不能確保攝取到的營養都是完整、最具生理效益的狀態。

8 想完全排出，你需要膳食纖維

為了維持大腸的正常蠕動與健康排便，膳食纖維是不可或缺的成分，這些纖維主要來自天然植物性食物。相反的，動物性食物如肉類、魚類、蛋與乳製品，即使是生吃，也完全不含膳食纖維。

此外，將穀物研磨成粉後，添加各種化學物質製成的**加工食品（如麵包、麵條與餅乾）**，**因纖維不足，可能導致腸道蠕動減弱**，使糞便停留時間過長，進而形成慢性便祕。有些人雖每天排便，卻仍未排空腸道，並對此不知情。慢性便祕與疾病、肥胖和老化風險息息相關，許多人卻對自身腸道狀況毫無察覺，一無所知的迎向死亡。

對此你可能會問：「排便不順時，吃便祕藥不就好了？」這個說法就像是在問「身體有問題的話，就一直吃藥到死不就好了」一樣；也跟賭博賭輸了，就拜託父母幫忙還賭債，並再拿錢出來繼續賭下去一樣。這個世界不是可以輕忽的遊樂場，只有靠自己獲得的知識、頓悟和實踐，才能真正掌握世界的運作。

我們的身體也不例外。唯有在不依賴藥物的情況下，自行消化與完全排出，才能徹底擺脫疾病、老化與肥胖。如果你連便祕（常被認為不算嚴重的問題）都要依靠藥物，那麼將來隨著年齡增長，面對各種疾病時，又該如何靠自己克服？

我總是主張「真相往往很單純，解方其實就在眼前」，同時也主張「真正有效的東西，要耗費一點時間才會發揮效用」。吞下一顆藥丸只要五秒鐘，但攝取蔬菜與水果並看到身體真正改善，則需要一些時間。但我敢保證，只要早上在微溫水中擠入檸檬汁，每天喝三至四次，並持續一週；或一至兩週內不吃加工食品，只喝無添加蔬果汁，就能排出許多廢物。因為我親眼見過無數人身體明顯改變的樣子，才敢如此打包票。

人體的正常血液酸鹼值約為七．四，屬於弱鹼性。當此數值偏離正常範圍（如低於七．三五或高於七．四五）時，可能會對身體造成負擔；若變動幅度超過〇．三，則可能導致生理機能異常，甚至危及生命。那麼，像可樂這種酸鹼值僅約三至四的酸性飲料，為什麼我們喝了也沒事？這是因為人體具有完善的調節系統，能迅速維持體內酸鹼值穩定，避免外來酸性物質對血液酸鹼平衡造成影響。

水果與蔬菜通常被視為鹼性食物，而肉類與加工食品則偏向酸性。其中，**檸檬雖帶酸味，但代謝後呈鹼性，有助維持體內酸鹼平衡，也被認為對改善便祕有幫助**。你是想到藥局買散發著化學藥味的便祕藥來吃？還是去超市買顆新鮮的檸檬，並擠汁加入溫水中飲用？，選擇權在你身上。

你是想憑藉藥物來解決便祕的問題，還是喝一、兩週的檸檬汁，徹底解決問題？在親身實踐一、兩週後，你一定能感受到精神上的清爽感，以及身體變得輕盈的變化。這時，你絕對不會想再回到加工食品與便祕藥的輪迴中。

9 我經歷肥胖與動脈硬化後才了解

徹底排出大腸內的廢物，有助於減少腸道異常發酵所產生的氣體。若腸道內長期堆積糞便與有害菌，可能會間接影響口氣與體味。諾曼・沃克是這麼說的：

「根據我四、五十年來的研究、親自接觸患者的結果，我認為造成口臭與體味的主因是加工食品（以碳水化合物和各種化學物質製成），以及肉類、雞蛋、魚類與乳製品等。但只要改吃活的食物幫大腸大掃除，就能在短時間內好轉。」

我確信，便祕最好的「朋友」，就是工廠裡被除去膳食纖維的「假碳水化合物食品」，也就是加工食品。而我指的「真碳水化合物食品」，是指不經加工的糙米、豆類、馬鈴薯與地瓜等全穀根莖類。真碳水化合物食品即使加熱後，也遠比加工食品來得好。粉末狀的精製碳水化合物，比起原型穀物，更容易導致腹脹與排氣增多。

如果你希望不斷打嗝與放屁，我「建議」你在早上吃牛奶、麥片和吐司；如果覺得這樣還不夠，中午可以吃甜甜圈與泡麵；要是還不滿意，晚上可以吃香腸與烤五花肉，記住不要配菜，而是直接沾鹽來吃。**這是我在經歷肥胖與動脈硬化之苦後，才真正明白其中的代價**，對我來說，我再也不願過這樣的生活。

你試過了嗎？

不須再吃助消化的藥

（預防院網路社群案例：朴敏珠，五十一歲女性）

我是五十出頭的女性，實行蔬果餐已經三個多月了。剛開始的一個月，我在每天晚上八點後，會保持至少十二個小時的空腹狀態。隔天早上通常會吃一顆蘋果，接著持續攝取蔬果與全穀物。隨著慢慢增加蔬果的比例，我也逐漸看到了成效。

實行了六十天的蔬果餐後，我感受到改善最多的是便祕與打嗝。我從小就消化不好，經常脹氣不適，上高中後開始有便祕的情況。出社會後，更因為頻繁飲酒與飲食不規律，導致腹瀉與便祕反覆交替，並越來越嚴重。有時飲酒過量的隔天，甚至會出現帶血的糞便。當然，體重也隨著年齡增加，比二十幾歲時胖了二十公斤以上。那時，我喜歡麵食更甚於米飯，總是離不開泡麵、麵條、麵包等，還經常吃冰淇淋、糖果、果凍等甜食。而且在二、三十歲時，啤酒幾乎成了我的主食。

過了四十五歲後，身體狀況急遽惡化，便祕也變嚴重了。雖然我也試過乳酸菌等各種方法，但只有一開始有效。除了消化不良之外，我還有頻繁打嗝與頭痛的症狀。四十五歲之前，我常有胃食道逆流或腹脹不適的情況，四十五歲後，出現「空打嗝」（與消化不良引起的打嗝不同，像氣體洩漏般的感覺）的情形。

尤其是因為消化不良而覺得疼痛時，只要按摩或按壓頭部、手臂與肩膀等部位，就會出現一聲很大的嗝。嚴重時，我甚至擔心這樣下去會不會得聲帶結節（俗稱聲帶長繭）。我也找了很多資料並到處諮商才知道，可能是因為糞便在大腸中長時間滯留，產生氣體所引起的。

我接觸了蔬果餐後，才發現很多症狀（便祕、腹瀉、打嗝、頭痛、拉肚子後身體不適、無理由的渾身不舒服、體重增加等），其實都跟飲食習慣有關。

而我開始實行蔬果餐後，約過了二十天，第一次看到排便像香蕉一樣成形，感動得難以言喻。在這之前，排出的糞便不是太硬就是太稀，從來沒有過這樣理想的狀態，所以內心無比欣喜。我之前便祕嚴重時，一週才排便一次，最多也僅二至三次。但自從開始吃蔬果餐後增加到一週五次，有時甚至一天兩次。

除此之外，餐後脹氣與消化不良的情況也消失了，甚至**不須吃幫助消化的藥**。偶爾正常飲食時，在幾個小時後就會有拉肚子的情況，這也讓我更容易分辨出身體不喜歡哪些食物，而且體重也減輕了四公斤。我同時也體悟到，透過蔬果餐排出體內廢物，打嗝、頭痛與渾身不舒服等症狀也會隨之消失，這一點讓我深感震撼。

第七章

可以吃肉類和乳製品嗎？

1 吃肉堵住的血管，蔬果讓它恢復順暢

很久以前我在看電視時，曾經被一個畫面嚇了一跳——韓國電視節目到日本，採訪了生產最昂貴的頂級牛肉「和牛」的養殖戶。這是一個以「為了讓韓國的韓牛成為高級牛肉，應該向高價日本和牛看齊」為主題製作的節目。

當攝影團隊來到東京近郊的某個牧場時，發現牛隻被單獨飼養在狹小的欄舍中，限制牠們的活動範圍，以避免肌肉過度發達，使脂肪更容易滲入肌肉之間，形成人們嘴中「入口即化」的霜降肉。

看到節目中的畫面後，我就再也沒辦法吃肉了。要讓脂肪滲入肌肉中？這個理

論的意思是，為了滿足人類的口腹之欲，必須從小牛時期就把牠們關進狹小的欄舍裡，過著處處受限的生活。這樣的牛承受了多少壓力？背後的原因竟然只是人類想享受肉類在口中化開的感覺，我越想越難以釋懷。這時，我不禁想到有位素食者曾這樣說：「沒有親自宰殺動物卻吃肉的人，相當於把殺生的工作交給了屠夫。」

許多人常為了補充蛋白質而吃肉，但事實上，肋眼這類部位幾乎全是脂肪。而我認為，人類疾病與肥胖的根本原因，就是「堵塞的血管」。不論是因為吃肉導致，或因為吃了飽含反式脂肪的加工食品而阻塞，總之，造成血管堵塞的第一犯人就是脂肪。

有一位美國醫生，其父親、岳父也是醫生。然而，他事業有成的父親與岳父都因血管堵塞，在五十多歲時死於心臟病。於是，他放棄醫生這個賺錢的行業，開始投身全新的實驗：他說服十八位心臟病末期的患者進行純素飲食實驗，結果成功讓他們全部存活下來。他的實驗整整進行了十二年，成為該領域中歷史最長的實驗之一，並寫入醫學史冊。而這位醫生是卡爾德威爾・耶瑟斯汀（Caldwell Esselstyn）博士，在其著作《這樣吃，心血管最健康！》（*Prevent and Reverse Heart Disease*）

圖表 10　暢通的血管與堵塞的血管

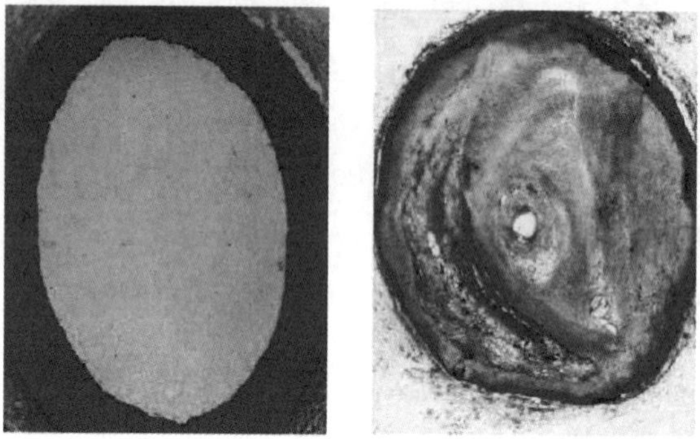

▲ 左邊是健康的血管，右邊則是因鈣質、脂肪與膽固醇等堆積而變窄的血管。

中，有兩張極具衝擊力的照片（見圖表10）：一張是被脂肪堵塞的血管，另一張是經由純素飲食後重新暢通的血管。

這本書刊登了數十張照片，**呈現因大量攝取肉類而堵塞的血管，與實踐蔬食後恢復暢通的血管**。我認為，這些圖像證實，所有疾病與肥胖的根源就在於血管阻塞。而真正能打通這些阻塞血管的一等功臣，正是蔬菜與水果。

書中也進一步證明，蔬果能幫助身體徹底排出各種毒素與廢物。如果你親眼看到這數十張照片，還能不以為意的主張「要吃肉才有力氣」嗎？

你願意為了享受肉在舌尖融化的快感，把自己的血管堵住、被送上救護車嗎？還是選擇靠蔬果飲食打通血管，以輕盈健康的身體活到一百歲？這個選擇權在你的手上。不過，作為群體生活的社會性動物，人類似乎也難以完全不吃肉而生活。

面對身邊充滿「你是素食者嗎？」、「的確，最近是很流行吃素……。」、「你還真特別……。」這樣的言語，人們很難堅持只吃蔬果，因此我才會在第三章強調生菜的作用。就算去烤肉店聚餐，也要盡量選擇有自助沙拉吧的餐廳，然後用生菜包著滿滿的蔥絲、蒜頭、洋蔥等一起吃。

2 熱狗、火腿，就像抽菸一樣傷身

如果用烤肉架烤肉，就會產生叫做「苯芘」（Benzopyrene）的一級致癌物。此外，國際癌症研究機構也早已將紅肉（各類紅色肉品）列為二級致癌物。那麼，一級致癌物有哪些？答案是石棉、香菸與加工肉，也就是說**吃加工肉品（熱狗、火腿等），就跟抽菸或吸入石綿粉塵一樣，對健康有類似的危害**。學生家長每當知道學校建築含有石棉，就會強力要求拆除，另一方面，卻又經常讓孩子吃香腸、火腿。而且這麼荒唐的事，還會繼續發生。

我認為，這世上最糟糕的食物，僅次於毒藥的就是加工肉品。因為加工肉品中添加了大量化學物質，例如讓肉看起來顏色鮮亮的保色劑、可以長時間保存的防腐劑，其中就包括亞硝酸鹽，這其實也是殺蟲劑的原料之一。你看過粉紅色、看起來誘人的午餐肉或香腸，包裝背後的成分標示嗎？

聚磷酸鈉（Sodium Polyphosphate）、焦磷酸鈉（Sodium Pyrophosphate）、偏磷酸鈉（Sodium Metaphosphate）、鹿角菜膠（Carrageenans）、亞硝酸鈉（Sodium Nitrite，保色劑）……根本沒完沒了。光是食品公司敢堂堂正正標注在上面的就這麼多了，那麼沒有明白標示的會有多少，不妨發揮一下你的想像力補充。事實上，在二〇一六年十月二十四日，韓國的大邱MBC電視臺就曾報導，有業者因未標示成分就販售香腸等產品，最終遭到立案調查。

不久前一項研究結果指出：「超加工食品（例如加工肉品。按：超加工食品是加工食品的一種，但它經過高度工業處理，幾乎看不出原始食材的樣貌，並含有大量添加物，例如洋芋片、香腸等）可能致命。」（《韓國經濟日報》，二〇二三年五月十八日報導）。

江原大學醫學院預防醫學系的李尚雅教授團隊，針對二〇〇四至二〇一三年，參與韓國疾病管理廳「HEXA研究」的十一萬三千五百七十六名成人，分析了「超加工食品與死亡率之間的關聯性」，並且發表了相關結果。以下是研究內容的摘要：

「經常食用加工肉類與魚類等加工食品，會使死亡風險增加高達二四％；男性若大量攝取超加工牛奶或豆漿，其死亡率也比攝取較少者高出一〇％。另有一項西班牙研究指出：每日攝取超加工食品達四次以上，死亡風險將上升六二％。」

這是一項長達十年的大型研究，並針對超過十一萬人進行調查。而且由江原大學醫學院預防醫學系的良心醫師主導，全程未接受任何食品公司的資助。

你或許會疑惑：「為什麼不同醫生的說法天差地遠？」這正是因為，許多研究背後接受了食品或藥品公司的資金支持，而這些公司同時也是媒體的廣告金主，使得媒體反覆散播混亂且模糊的訊息。最終，困惑的你只好放棄判斷：「算了，醫生說好，那應該就沒問題吧。」但若你因此放棄思考，就等於把自己推向那份研究中，「死亡風險增加二四％」那群人的位置。

如果可以的話，我還是建議不要吃肉。如果一定要吃的話，建議選擇放養、以牧草飼養的牛或豬，並**以脂肪較少的里肌部位（菲力、腰內肉）為佳**。烹調時若把鋁箔紙鋪在最底下，再將泡菜或肉類直接放上加熱，可能導致鋁元素釋出並隨食物一同攝入（按：鋁箔紙接觸酸性食材，會溶出鋁離子），因此建議改用水煮方式（如白煮肉）來料理，並搭配各種蔬菜包著一起食用，有助於減少負擔並促進體內毒素排出。

你或許有這樣的經驗：在中秋節或過年等節日大吃大喝後，隔天肚子不太舒服，甚至拖著胖了兩、三公斤的身體上班。大家不是經常說「吃肉就會有力氣」嗎？那為什麼會這樣？這是因為以肉類為主的宴席食物，無法為身體提供真正的能量。這些食物早在烹調過程中喪失了生命力，只會在人體內產生大量氣體，反倒讓人感到疲憊與不適。

不過，畢竟人類是群居的社會性動物，偶爾吃得雜一點也不可避免。包括長臂猿、紅毛猩猩、大猩猩、黑猩猩以及人類在內，所有靈長類都無法獨自生存。正是因為牠們在漫長的演化過程中彼此分享經驗、共同生活，才讓後代能延續至今。所以，就算你偶爾和朋友、家人一起吃了各式各樣的餐點，也不須太擔心。

另一方面，如果你獨自住在山中或孤島上，只吃蔬菜和水果過日子，那麼你很可能會因孤獨而早逝。《論語》中有句話叫「和而不同」，意思是「賢者會與他人和睦相處，但不盲從附和」。所以，就算你與親戚聚餐時，吃了各種餐點也無所謂，只要隔天開始回到清淨的飲食即可。

3 蛋白質沒補到，痛風先上門？

喜歡吃肉的人即使在灌腸「清潔」後，仍可能從身體或口中散發出異味，這是不可避免的現象。就像我在第二章提到，從口腔到肛門之間是一條貫通的通道。滯留在大腸中的廢物若未能順利排出，可能產生氣體或代謝產物，透過血液循環進入肺部，最終隨呼氣從口中釋放，造成異味。這類異味並非單純的口臭，而是來自體內未能妥善代謝與排出的內部廢物。

動物在被屠宰前若經歷高度驚恐，會分泌大量腎上腺素（Adrenaline），雖然這類激素在體內會迅速分解，但可能仍有部分壓力激素的代謝痕跡殘留於肉品中。

腎上腺是一對位於腎臟上方、形狀如小帽子的內分泌腺體，是分泌腎上腺素的主要來源。所有動物在遭受驚嚇、壓力或恐懼時，腎上腺會迅速釋放腎上腺素，這種激素能在短時間內提升心跳、血壓與能量動員效率，其反應速度與影響力極為強烈。

腎上腺素只需要極微量，就能在短時間內對身體產生顯著影響。其在體內被釋放後會迅速稀釋，如同在千萬公升的水中滴入一滴墨水般微弱，卻足以引發劇烈的反應。

可以想見，當腎上腺素分泌過多又無法及時調節時，會對身體產生強烈的壓力反應。每當我們處於憤怒或恐懼中，腎上腺就會被快速啟動，短時間內大量釋放腎上腺素至血液中。而被送往屠宰場的動物，常會經歷與人類相似的極度恐懼與壓力。這些情緒會引發腎上腺素等壓力激素大量分泌，進而改變牠們的代謝狀態與肉質組成。因此，**我們最終食用的，可能正是在高度壓力與恐懼中死亡的動物**，其體內仍帶有壓力反應所留下的生理痕跡。

肉食是人類歷史中延續數十萬年的飲食習慣之一（按：人類祖先的食肉行為可追溯至約兩百萬年前的直立人，甚至更早。不過，直到約一萬年前發展農耕與畜牧後，肉類才成為穩定且可控的日常食物來源）。約七百萬年前，人類與黑猩猩的共同祖先在非洲分化，隨著非洲東中部地區因地殼活動隆起，地形出現變化，西側保有茂密雨林，而東側則轉變為熱帶疏林莽原。生活在東側的祖先不得不離開森林，果實與可食植物變得稀少，因此他們可能會在野火等天災過後，偶爾依賴已被火焰烤熟的動物屍體作為能量來源之一。

然而，人類並非以動物屍體為食的動物，約翰·麥克杜格（John McDougall）博士在《驚人的澱粉減重法》（*The Starch Solution*）一書中提到：

「在智人出現以前，尼安德塔人（Neanderthals）主要以肉食為主。根據科學家對其遺骸的分析，他們的平均壽命大約為三十歲。而智人在過去二十萬年間以植物性飲食為主。關於現代人類是素食者的證據比比皆是，我們的DNA正是朝著那樣的方向演化而來。雖然人類偶爾也會吃肉，但僅限於水果或根莖類植物不足的時候。」

不斷遷徙的人類祖先，在約一萬年前開始農耕與畜牧，也從那時起，肉類開始成為日常生活中穩定的食物來源。但若與長達七百萬年的演化歷程相比，這短短的一萬年，不過是演化史上的「新時代」罷了。根據基因研究，人類與黑猩猩的基因相似度高達九九．六%，從遺傳角度看，我們與黑猩猩其實極為接近。那麼，黑猩猩吃什麼？牠們主要以水果與樹葉為食，平時生活在樹上，以植物為主食。雖然偶爾會狩獵或攝取肉類，但在整體飲食中所占比例不到一%。

我現在並不是要威脅你「如果不吃蔬菜、水果和無添加蔬果汁就會死」，我只是想說明：為什麼回歸人類原始型態的飲食時，能擺脫肥胖、疾病與老化。我也只是想指出：愚蠢的人類拚命吃著所謂「新時代的食物」——肉類，最後也正為此付出代價。

以我的經驗來說，在過去這十年當中，我從未見過把蔬菜和水果當作主食，並適量飲用無添加蔬果汁的人因疾病而受苦。相反的，在找我諮詢的患者中，患有風溼病、神經炎、坐骨神經痛等疾病的人，都喜歡吃肉。

有時會有人問我：「那麼在朝鮮時代吃不到肉、只能被迫吃植物的時代，為什麼人們的壽命那麼短？」其實，在朝鮮時代，水果是一種非常稀有而珍貴的食物，通常只在祭祀時才會擺上祭桌。另外，從北韓逃到南韓的人當中，也有人表示在韓國最驚訝的事之一，就是「水果種類與數量之多」，這也反映了寒冷地區難以種植水果的現實。

我認為現代人壽命延長的三大主因分別是：上下水道等基礎設施完善、從過度勞動中解放，以及蔬菜與水果的充足供應。其中，我最重視的是「豐富的蔬菜與水果」。以蒙古為例，他們過去長期以肉食為生，但自一九八〇年代蘇聯解體後，中國的蔬果大量輸入，因此男性的壽命從六十歲增加到六十六歲，女性則從六十五歲增加為七十六歲。我認為，蒙古人就是活生生的例子，能印證我常說「吃活的食物（如蔬果）能活得久，吃死的食物（如過度加工的食物）則死得快」的主張。

當然，我很清楚即使我大聲疾呼，也無法立刻改變他人的飲食習慣。每個人都有依照自己的方式進食、生活的權利，我所能做的，只是指出一條比較正確的方向而已。我自己也是在付出慘痛代價後才學到這些教訓。我從來不是「聽了某個理論就感到滿足」的人，必須親自體驗，並獲得讓自己信服的結果，我才會接受。在我看來，不是理論本身有說服力，而是實際的結果才能證明一個理論是否成立——這就是我一貫的信念。

有時候，不太了解我的人得知我幾乎不吃肉或魚時，常會問我一句話：「**那你從哪裡攝取蛋白質？**」我知道這是有關「素食與葷食」的討論中，最常被提出的問題之一。但這樣的提問，也反映出人們對人體細胞與組織相關知識的匱乏。許多人並不了解，**像肉類這樣高蛋白的食物，其實對人體來說消化負擔相對較高**，以及不了解肉食對健康與壽命，可能造成多麼深遠的負面影響。

你應該先了解的一個事實是，人體無法直接利用肉類或魚類中的整體蛋白質。這些蛋白質必須先在體內經過消化，被分解成胺基酸，然後才能被吸收，並用來合成屬於我們自身的蛋白質。也就是說，吃進蛋白質，只是提供了原料，最終能否合成出對人體有用的蛋白質，還取決於消化與代謝的效率與平衡。

肉類中含有大量普林（purine），在消化吸收後，普林會在體內被代謝，最終轉化為尿酸（Uric Acid）。尿酸通常會經由血液循環送往腎臟並排出體外，但當攝取過多高普林食物（如紅肉、內臟）或腎功能減弱時，體內尿酸濃度可能升高，進而導致高尿酸血症。當尿酸在體內過多時，部分可能形成結晶，這些尿酸鹽結晶主要沉積在關節、腎臟或軟組織中，造成如痛風或尿酸腎結石等問題。

關節處（如手指或腳趾）突出的人，往往尿酸值偏高。這是因為當尿酸無法順利排出時，會在關節中形成微小的結晶，並堆積於組織間。一旦這些結晶刺激關節，就會引發強烈的免疫反應，造成發炎、腫脹與劇烈疼痛。在肌肉或關節活動時，這些結晶進一步壓迫與刺激周圍神經，讓人感受到宛如被拷打般的痛苦。

像這樣由於**長期攝取過量肉類所引發的代謝性關節炎，就是我們常聽到的「痛風」**，這個名稱的由來，是因為發作時即使只是風吹輕觸，也會引起難以忍受的劇痛。而即便是以現代醫學，也無法從根本上治癒痛風。這些微小而尖銳的結晶，堆積於關節與周圍組織，醫學有什麼辦法能將它們一一清除？

以身體壯碩聞名的韓國歌手金鐘國，也曾因被診斷出痛風而成為話題。他長期擔任各種蛋白質補充品的廣告代言人。如果既愛吃肉，又額外攝取蛋白質補充品，怎麼可能不得痛風？事實上，尿酸結晶也只是人體代謝產生的廢物之一。請不要一味依賴現代醫學，透過水果、蔬菜與無添加蔬果汁來徹底排出這些廢物，才是根本之道。

4 喝牛奶，容易脹氣

我也是喝牛奶長大的。還記得小學時，學校會免費提供牛奶。但某一天起，越來越多有良心的醫師與家長，開始在媒體上談論牛奶的害處。後來，因為牛奶導致過敏性鼻炎與異位性皮膚炎的孩子不斷出現，社會大眾才逐漸意識到：牛奶並不一定對身體有益。如今，原本義務性的牛奶免費供應制度，也已改為由地方的教育單位或學校自行決定是否實施。

在一九七〇年代，韓國曾舉辦「牛奶寶寶選拔大賽」，這是奶粉公司的宣傳活動，不過在一九八八年漢城奧運前後就消失了。在那個貧困的年代，與其辛苦哺餵母乳，不如餵看起來更「衛生」、裝在鐵罐裡的奶粉，對當時的家庭來說，反而成了「有錢人家」的象徵性副食品。那時甚至還有因為太窮、奶水不足的媽媽，得向鄰居阿姨「借胸餵奶」的現象。另外，像黃桃罐頭這種在西方被視為垃圾食物的東西，在過去貧苦的年代，竟成了去醫院探病時必備的慰問品。想想看，希望患者早日痊癒，卻帶著「垃圾食品」探病，這不是很可笑的事情嗎？

就如我之前說過，我們的想法不是自己原創的，而是經過媒體與商業資本主義洗腦後產生的想法。當有人說「某某成分對身體好」時，如果我們沒有保持懷疑、追求真相的態度，就只會再次成為他們操控下的獵物。

「牛奶寶寶選拔大會」最終被「母乳的營養真相」所推翻而消失。就如同我前面提到的，新生兒包皮手術、剖腹產，以及扁桃腺切除手術等，如今也都在科學新知與真相的揭示下，一一被質疑，甚至逐漸走向消失。

不知道還要有多少「昂貴手術」盛行再沒落，人們才會真正看清真相。請想想披頭四（The Beatles）的歌曲〈順其自然〉（*Let It be*），我記得我曾經開玩笑的把這首歌的標題，用方言翻譯成「乎伊去」。

明明順其自然就好，為什麼人類總是為了獲利，做出違反自然的行為？我一直相信一種思維方式：「只有簡單思考，才能接近真相。」人類的嬰兒是喝母乳的動物，而小牛是喝牛奶的動物、小狗當然是喝狗奶的動物，這就是自然的法則。因為生物正是這樣演化而來，所以，我不覺得有必要用複雜的科學來分析這一切。

但我還是要說明一點，那就是牛奶中含有大量的酪蛋白（Casein）。酪蛋白是哺乳動物乳汁中的一種主要蛋白質，但牛奶中的酪蛋白含量約為母乳的三倍左右，比例明顯偏高。母乳的蛋白質含量大約為一％，而牛奶則約為三．二％。其中，牛奶的蛋白質有約八〇％是酪蛋白。

酪蛋白在胃中會凝固，形成較大的凝塊，這種結構原本是為了適應具有四個胃的牛的消化系統而存在。相對而言，人體並不是為了處理這種蛋白質而設計，對某些人來說，**酪蛋白可能在消化過程中形成較大的腸胃負擔**，尤其是乳製品過敏或消化力較弱者，更容易出現不適。

隨著乳製品過敏、乳糖不耐症等議題受到關注，部分食品公司開始推出不含酪蛋白的產品，例如特殊配方奶粉或即溶咖啡，作為市場需求的回應。酪蛋白是一種天然存在於牛奶中的主要蛋白質，**在消化過程中會形成凝塊**，有助於蛋白質的緩慢吸收，但對於某些體質敏感的人來說，**這種凝塊可能造成腸胃負擔或脹氣等症狀**。

牛奶就字面上的意義來看，就是「給小牛喝的乳汁」。所有哺乳類都以母親的乳汁哺育幼體，這也是其命名的由來。哺乳類可依生殖與發育方式分為三大類，分別是胎盤類（Placentalia，如人類、牛、貓等）、單孔類（Monotremata，如鴨嘴獸、針鼴），以及有袋類（Marsupialia，如袋鼠、無尾熊）。胎盤類胎兒在母體內透過胎盤發育；有袋類則在出生後進入育兒袋繼續發育；單孔類則是卵生，但孵化後仍須依賴母乳哺育。與破殼而出就開始吃蟲子的鳥不同，單孔類從卵中破殼而出後就找媽媽喝奶，真的很神奇。

自然就是如此奧妙神祕。所以我認為我們不應隨便分析與批評自然。我個人認為，應該要停止「愛護自然的行為」，意思是不加以干涉而順其自然。舉例來說，有些人打著愛護自然的名義，在山中裝設了「捕捉害蟲的機關」，但這樣大量捕捉昆蟲後，鳥兒要吃什麼生存？而鳥類除了以昆蟲、樹上的果實和種子為食，還會透過排泄將種子傳播到遠方，扮演擴散植物的角色。另外，也有一種說法提到，鳥類也會吃下像大象、犀牛等大型動物排泄物中，尚未完全消化的果實與種子，進而幫助那些種子傳播到更廣泛的地區，這就是大自然循環的一部分。

鳥類在自然界中的角色遠不止於傳播種子。在韓國有個常被探討的問題，就是「水窪中為何會出現魚類」這個現象，過去有許多民間說法，例如「魚是隨雨降落的」，或「魚從天而降」。雖然聽來奇特，這些說法背後可能反映了某些自然界真實發生的傳播機制。

科學界的一些研究認為，在極少數情況下，鳥類可能扮演了水生生物「卵的運輸者」的角色。當鳥類捕食含有魚卵或甲殼類卵的水生動物後，在消化過程中，部分卵有可能未被完全破壞，經由排泄進入其他水體。尤其在遷徙途中或停留在山林水源邊飲水時，這種情形可能使水窪中的生物多樣性得以意外建立。

二〇二〇年，《美國國家科學院院刊》（*Proceedings of the National Academy of Sciences of the United States of America*）上刊載了一篇來自匈牙利多瑙河研究所（Danube Institute）生物學者的論文。研究人員讓野生的綠頭鴨吞食五百顆鯽魚卵與五百顆鯉魚卵，並在綠頭鴨排泄後分析其糞便，發現一千顆卵中有十八個（約〇・二％）被完整排出。更令人驚訝的是，其中有十二顆卵內，仍可觀察到魚類胚胎正在活動。也就是說，有小魚正努力掙扎、準備孵化而出。這證實鳥類在攝食過程中，並非所有魚卵都會被完全消化，有些仍具有生命力。

自然界中，生物的首要目標是生存，其次是繁殖。即使某些魚類個體未能成功存活下來，只要牠們的卵成功孵化並傳播至其他水域，便已完成物種延續的重要任務，間接促進生態多樣性。然而，人類過去曾誤以為使用農藥「消毒」水窪能改善環境，卻反而破壞了微小而複雜的生態鏈。所以說，順其自然吧！與其過度干預，自然保育更需要理解與克制。

哺乳類動物在成長初期主要依靠母乳獲取營養，但母乳中的蛋白質含量實際上並不高。以人類母乳為例，蛋白質僅約占總熱量的七％，遠低於一般人對「快速成長需要高蛋白」的直覺印象。而食品公司之所以一再強調蛋白質的重要性，不過只是為了賺錢而已，這一點請銘記在心。

在極寒地區，例如蒙古草原，因為蔬果攝取困難，當地居民長期依賴動物性食品維持營養來源。在這樣的環境中，來自天然放牧牛隻的未加工牛奶，可能是當地飲食中重要的營養來源，這點在營養學上是可以理解的。然而，現代都市中所消費的大多數牛奶，與自然放牧環境下的牛奶有顯著差異。

市售牛奶通常經過高溫殺菌與大規模加工與運輸，在這過程中，部分營養成分可能受到影響，也可能伴隨化學變化。研究指出，當牛奶或奶製品在高溫加熱、油炸或焙烤等極端條件下處理時，可能產生如丙烯醯胺或苯芘等潛在致癌物質，不過這類物質的形成多與加工方式與條件密切相關，而非牛奶本身所固有。

因為有人說牛奶對身體不好，於是市面上就出現了低脂牛奶、山羊奶蛋白粉等產品。接著，又接連推出各種宣稱「含有某種有益成分」的起司與奶油。然而，從生理需求的角度來看，牛奶的主要功能是哺育幼獸。因此，牛奶對於已經完全成長的成年牛來說，並非必需品，就像母乳對於成人也無益處。不會有農場主人餵牛奶給長大的牛吃——不過有個例外，就是相信牛奶有益健康而每天喝的大人。

5 七三法則：七成蔬果、三成正常吃

當我強調要多吃生食時，你可能會反問：「只吃蔬菜和水果，要怎麼活？」這句話我也認同。想像一下：早上喝了無添加蔬果汁後去上班；中午吃了蘋果和香蕉；晚上下班回家時，外頭正飄著細雨，天氣溼冷。尤其是在寒冬雪季從外頭回到家時，一定想來碗熱呼呼的湯，怎麼可能會想吃蔬菜和水果。

黑猩猩是人類最接近的近親之一，至今仍在叢林中以水果和樹葉為主食。相比之下，人類祖先為了適應多變的氣候環境，尤其在遷徙至寒冷地區時，早期便學會了使用火，這成為維持生命與發展文明的重要應變手段。畢竟，在冰天雪地的西伯

圖表 11　食物依健康等級排序

1. 活的食物：蔬菜、水果、無添加蔬果汁等。
2. 天然澱粉類食物：糙米飯、蒸或水煮的地瓜與馬鈴薯等。
3. 動物性蛋白質：肉類、魚類、雞蛋、乳製品等。
4. 加工食品：麵包、蛋糕、泡麵等。
5. 加工肉品：熱狗、火腿、培根等。

利亞深處，怎麼可能找到蔬菜和水果？

所以，我建議你遵循**七三飲食法，也就是說，七成的飲食以水果、蔬菜與無添加蔬果汁為主，剩下的三成則能隨心所欲的享受美食**。但就算是「隨心所欲」，也有一定的優先順序。我將食物依健康等級排序，並整理成圖表11。

如圖表11所示，建議以蔬菜、水果、無添加蔬果汁為主食，然後將天然澱粉類食物作為「能隨心所欲吃的食物」。又或想喝口熱湯時，可以使用香菇、昆布與洋蔥，代替小魚乾熬出高湯，味道也很鮮甜。如果想喝馬鈴薯湯時，就加入馬鈴薯；想喝豆腐味噌鍋時，就加入豆腐和味噌。搭配這樣的湯，你可以吃一碗糙米飯，或蒸馬鈴薯或地瓜來享用。

像這樣不攝取動物性蛋白質、加工食品與加工肉品，主要攝取蔬果與天然澱粉類食物的飲食方式，被稱為「全食物植物性飲食」。關於類似的概念，在韓國，也有糙米蔬食的先驅者黃聖秀博士等許多人士極力提倡；在西方，約翰·麥克杜格博士很早就推出《麥克杜格博士的自然植物飲食》（暫譯自 *The McDougall Program for Maximum Weight Loss*）一書，並在五、六十年間獲得熱烈回響。全食物植物性飲食的概念與提倡解救動物的純素有點不同。純素的概念是不吃肉，但可以吃經過加工的蔬食；但全食物植物性飲食不只是不吃肉，連加工過的蔬菜都不吃，可以視為是一種「純粹的蔬食」。

七三法則的七成是指蔬果與無添加蔬果汁，其他的三成可以隨意吃。如果其他三成都選擇天然澱粉類食物，那麼你拿到的不只是一百分，而是一百二十分。因為這樣的飲食方式，能徹底排出體內廢物。除非你身處極端情況（像是誤闖毒氣室），否則我可以相當有信心的說，這樣的飲食方式有助於控制體重，並降低罹患多種慢性疾病的風險。

你試過了嗎？

排便順、皮膚亮、腦袋清

（預防院網路社群案例：徐賢娜，四十二歲女性）

由於深受媒體影響，過去我一直吃西式的早餐——早上喝一杯咖啡搭配貝果，或是搭配麥片與雞蛋等。這樣吃，會讓我覺得自己很有品味，而且因為善待自己的幻覺而自我滿足，有種進入「先進文化圈」的錯覺。還有，我大約從十年前開始接觸營養補充品、保健食品。看著身邊的人爭相服用，我也開始感到不安。於是，我每天也照樣吞下好幾顆。然而吃得越多，我的胃卻越來越沒力氣，甚至因為胃痙攣，跑急診的次數也逐漸增加。此外，皮膚變得暗沉、乾燥，還出現了原因不明的蕁麻疹。

我始終無法找出身體不適的真正原因，而為了查明問題，我跑遍了多家大學附設醫院與韓醫院，卻每次都只被診斷為「壓力引起」的症狀，沒有具體解釋。直到有一天傍晚，我連續喝了幾杯濃烈的黑咖啡，突然之間胃部劇烈疼痛，痛得我在地板上打滾，最後被送進了醫院急診室。不過醫生也束手無策，讓我打完點滴後回家。這時我終於能確定，我之前所有承受的痛苦都來自咖啡。

而我認真的搜尋關於咖啡真相的資料時，偶然看見曹承佑院長的影片。那時我意識到，我必須做的第一件事，就是徹底改變自己對飲食的觀念。但「理解」和「實踐」之間，有著超大的鴻溝。現在，我已**戒掉咖啡並以蔬果為主食**差不多兩個半月了。這段期間，我身上出現四個明顯的變化。

第一個變化是**便祕消失了**。過去我為了改善便祕，還刻意多喝咖啡，沒想到最後因為蔬果餐而解決了。這讓我明白，我不是「天生容易便祕的人」，只是以前的飲食出了問題而已。現在排便變得非常順暢，甚至能在固定的時間自然上廁所。

第二個變化是**皮膚變得透亮**。便祕改善後，原本暗沉的膚色也開始變得有光澤，即使沒擦保養品，肌膚表面也顯得透亮，連原本的斑點也變淡了。此外，眼下的黑眼圈也明顯變淡，變化大到連朋友在和我視訊通話時，都驚訝的問：「你的黑眼圈怎麼不見了？發生了什麼事？」

第三個變化是**思緒變得清晰**。以前我總是覺得腦袋沉重，就像被堵住一樣，想什麼都不順，覺得很悶。但在開始實行蔬果餐後，這種沉重感逐漸消失，覺得腦袋變清楚，且思緒敏捷了許多。

最後一個變化是，充分的攝取蔬果、堅果與糙米飯後，飢餓感就消失了，對甜點的渴望也隨之不見。不是刻意忍耐不吃，是自然而然不想吃，真的很神奇。我想，或許是因為身體不再需要那些食物，自然也就不會產生欲望。

如果有人問我，這個世界上最難做到的事是什麼，我會毫不猶豫的回答：「堅持。」任何事堅持三天並不難；但要持續三年、甚至三十年，若沒有內在的喜悅與信念作為支撐，是很難做到的。而我實踐蔬果餐的信念，並非出自「應該這麼做」的義務感，而是源於一種確信——身心本就與自然合一。接下來的日子裡，我也會以這樣的愉悅與信念為基礎，相信一定能堅持三年，甚至三十年。

第八章

保健食品的迷思

1 那些曾紅極一時的保健食品

前面曾提及，我認為現今在世的蔬食導師中，首屈一指當屬約翰．麥克杜格。他在《驚人的澱粉減重法》一書中，曾明確指出「保健食品沒有營養」。他是這麼說的：

「世界上所有成分，必須在『有機結合』的狀態才具價值。若因某個成分對人體有益就將它單獨抽出、合成後攝取，那麼它反而可能變成毒藥。舉例來說，空氣是由七八％的氮氣、二一％的氧氣，以及一％的其餘氣體（二氧化碳、氫氣、氬氣、氖氣等）組成。那如果空氣中一〇〇％都是氮氣的話會怎麼樣？或一〇〇％都是二氧化碳的話會怎麼樣？甚至是由一〇〇%的氧氣所組成？答案是萬物會死亡。因為那樣的空氣，就會變成毒藥。」

「將某一種成分以化學方式合成出來並攝取，它就會變成毒藥」，這是約翰・麥克杜格的一貫主張。你可以想像一個著迷於天上星座的孩子，他每天不學英文、數學或國語，一天到晚只研究星星，而且不只學科，就連美術、體育與音樂也完全沒興趣。如果朋友約他出去玩，他還會翻白眼、不理不睬——這個孩子不僅缺乏社交能力，也完全無法與同儕產生共鳴。那麼，你會怎麼看待這樣的孩子？

許多的保健食品，是從天然食材中萃取出特定營養素或活性成分，這種加工方式可能導致原始食物中其他有益成分流失，就像前面提到的「天才兒童天文學家」一樣。但你有信心邀請這個孩子來家裡，用滿滿的愛培養他一年嗎？你覺得他能健康成長嗎？我想，應該沒有比這個更淺簡易懂的說明了吧？

會改變的，並不是真理；真正的真理，是不會改變的。韓國在一九六〇至一九七〇年代，曾流行一種兒童營養品，名叫「元氣素」。它是以大麥和玉米粉為基底，接種米麴菌（Aspergillus Oryzae）後發酵製成的產品。模樣像一顆圓圓的藥丸一樣，咬下去香香的，味道很好，所以很受孩童歡迎。不過，不知道是不是元氣素已經賺夠了錢，現在已經從市場上消失了。然而，或許有人覺得可惜，現在又以「元氣素之家」的名字重新販售，還加入乳酸菌，以「綜合益生菌」等看似高級的名稱，繼續在市場上小規模銷售。過去號稱對兒童營養非常好的產品，如今都到哪裡去了？

在一九七〇至一九八〇年代，還曾經流行一個叫「角鯊烯」（Squalene）的成分。它是從深海鯊魚的肝臟中提取的天然物質，當時的廣告文案將其與多種健康效益連結，例如抗菌、協助排毒、美容保養與提升免疫力等。既然對人體這麼好，那麼為什麼現在又不見了？

過去某段時間，鍺手環也曾在市面上廣受歡迎。當時的行銷手法，經常將其定位為孝親送禮首選，好像不買來送父母就是不孝子一般，所以當時幾乎所有鄉下父母人手一條。這類手環聲稱內含鍺元素或磁性材料，可以舒緩肌肉痠痛，並進一步宣稱具備增強免疫力、提升體力、抗老化等多重保健功效。既然對身體如此有益，那這些手環現在又都去哪裡了？

此外，雖然現在較少見了，但過去在鄉下的傳統市集上，經常能看到很多賣藥的商人。他們攬客時，常說的話就是：「只要來一顆，姊姊皮膚變漂亮，哥哥龍精虎猛好棒棒！」這些口氣狂妄的賣藥人，會不斷強調女性的美容、男性的壯陽功能。甚至更進一步說：「能讓尿尿有力、對糖尿病好、對血壓好、能恢復精力，還能對抗慢性疾病……。」說得跟仙丹一樣。如果你問他：「這個對香港腳也有效嗎？」他一〇〇％會這麼說：「我差點忘了說，這對香港腳簡直就是特效藥呀！」明明說得這麼神奇，對身體那麼好，那這些藥現在又都去哪裡了？

現在也是一樣，只要打開電視，就能看到關於膠原蛋白或山羊奶的廣告，甚至以置入性行銷的方式來推銷。然而，就像前面提到的元氣素、角鯊烯與鍺手環已經消失無蹤一般，再過十年，膠原蛋白或山羊奶產品也很可能會淡出市場，而廠商勢必又會推出另一種名字怪異的保健食品，繼續掏空你的錢包。

真相是什麼？韓國在一九六〇至一九七〇年代，曾經有這樣的家庭計畫宣傳標語（此時是抑制人口的時期），像是「家家孩子生不停，乞丐過得比你行」；接著到了一九八〇年代，又進一步鼓勵只生一胎，標語變成「就算一人生一個，也會到處都是人」；但當人口開始減少，到了一九九〇年代，則出現「給子女最好的禮物，就是弟弟或妹妹」的標語；到了二〇〇〇年代，人口減少問題日益嚴重，標語再變為「每家每戶兩、三個，嘻嘻哈哈希望韓國」。還有，韓國地鐵裡本來是左側通行，後來又改成右側通行。這些不斷變動的政策都讓人們感到混亂。

我之前也曾為了創業而學習行銷，那時看到金賓威士忌（Jim Beam）的廣告文案：「一切終將回歸經典。」讓我印象深刻。意思是，儘管市面上不斷出現各種新穎華麗的威士忌品牌，但最終人們還是會回到經典風格的金賓威士忌。我將這句廣告文案轉化為對營養的體悟：無論市面上湧現多少新奇花俏的保健食品，最終我們仍會回歸最根本、最真實的滋養，也就是新鮮的蔬菜與水果。

2 營養過剩也會堆成體內廢物

在美國，保健食品的市場極大，甚至可以進入十大產業之一。韓國也是一樣，一打開電視，購物頻道上幾乎都是保健食品的廣告。但仔細看的話，會發現畫面下方常出現一排文字，寫著「本產品非藥品，供保健用，罹病者仍須就醫」。不是用來預防或治療疾病？這就意味著這產品可能有益健康，也可能無益。最具代表性的例子就是葡萄糖胺（Glucosamine）。它被宣稱是構成關節軟骨的成分，幾年前曾是非常受歡迎的保健產品。但事實上，它只是軟骨的構成物質之一，卻在廣告中被暗示為「有助於合成軟骨」，而大規模的行銷。

二〇一〇年九月，瑞士伯恩大學（University of Bern）研究團隊發表了研究結果，指出葡萄糖胺並無顯著療效，相關產品也因此被批評為誇大宣傳，隨即從市場上悄然退場。但近年來，隨著醫師在電視節目中大聲喊著「關節保養很重要」，這股熱潮似乎又重新興起。曾經被打入冷宮的葡萄糖胺，如今又悄悄的登上螢光幕。

曾幾何時，磷蝦油（krill Oil）也流行過一陣子。「磷蝦」是一種小型的海洋無脊椎動物（浮游動物），外型與蝦類相似。所謂的磷蝦油，就是從這些磷蝦中萃取並精製而成的油脂。

推出磷蝦油產品的想法，不知道是不是來自於「強壯的鯨魚吃磷蝦，所以人吃了也會變強壯」？既然這樣的話，那為什麼沒想到力氣大的牛，會吃田野的青草？又或者，力大無窮的河馬會吃沼澤地的水草，為什麼從來沒有人提起？

磷蝦一度被視為保健食品，但後來某些研究中對其安全性（尤其是與腎臟相關作用）產生疑慮，導致市場熱度下降。如今雖然以加工食品形式重新上市，但同樣的原料在不同產品定位下，受到的審查與標準經常不同，這也凸顯了營養品與食品業界，在科學依據與商業操作間的落差。

「現在的我」，並非「只是我」而已。我是經過母親哺餵、父親擁抱、和兄弟姊妹一起玩樂、師長教導，才成為今天的「我」。即使我是獲得諾貝爾獎的科學家，也不是靠我一人完成一切。是地鐵司機載我到研究室、餐廳的員工幫我準備午餐，研究室所需的各種器材也由他人供應。此外，需要有人提供瓦斯、有人負責電熱水器，冬天才能溫暖的度過；有保全人員盡忠職守的管理，才能有安穩的生活。正是這樣的種種關係與支撐，才能孕育出一位「諾貝爾獎科學家」。

我們的身體也一樣，人體的營養運作並非依靠單一成分，而是仰賴多種營養素的協同作用。舉例來說，像是鈣需要維生素D才能被吸收，鐵的吸收也依賴維生素C，這些交互影響構成了身體複雜而精細的代謝網絡。想想前面提到「將某一種成分以化學方式合成出來並攝取，它就會變成毒藥」的主張，我相信你就會像阿基米德（Archimedes）在澡盆中發現浮力原理、高呼「我找到了！」一樣，覺得茅塞頓開；這也像原本忘記保險箱密碼，十年、二十年間都為此所苦，最後在「喀啦」一聲中成功解鎖，我相信你也能體會那份豁然開朗的歡喜。

人體的營養調節系統具有自我平衡機制，當某些營養素（如蛋白質、維生素、礦物質等）攝取過多時，身體會透過尿液、汗液或糞便等方式，將多餘部分代謝或排出，以維持內部環境穩定。就像往汽車油箱加油一樣，油加滿了還繼續灌，會溢出來、弄髒車子，最後還得自己清理。**營養補充也是如此——並非越多越好**。所謂「過猶不及」，說的正是這個道理：過量有害，有時甚至比缺乏更危險。

人體也是一樣。當超過所需的營養成分進入體內，就會發生同樣的情況。換句話說，多餘的東西最終會變成對身體有害的廢物，而為了排除這些廢物，身體會消耗大量的能量，**在這個過程中，肝臟和腎臟也會承受巨大的負擔**。因此，請不要吃失去生命力、經過加工處理，以及非原型的食物。健康不存在於藥丸與藥粉中，因為健康絕不可能藉由花五秒鐘吞一顆藥丸就輕易獲得。

3 維生素D的真補法

人類的母乳中幾乎不含維生素D。在此須轉換一下思維：不是因為母乳有缺陷，而是因為嬰兒本身對維生素D的需求量很低。有部分醫生會建議母乳寶寶攝取維生素D，但對剛出生的孩子來說，母乳中微乎其微的維生素D就足夠了（按：許多國家的醫學機構建議，純母乳哺育的嬰兒每天補充維生素D；也有部分立場認為，如果母親自身維生素D充足且嬰兒有適量日照，可能不須額外補充。但這仍須依醫師專業判斷，而非一概而論）。

維生素D是少數能經由陽光照射自行合成的營養素。對大多數幼兒來說，每天適度的接受陽光照射（例如五至十五分鐘），有助於體內生成維生素D。

看到許多廠商費盡心力銷售保健食品，真的讓人感到有些心酸與無奈。即使產品包裝上寫「本產品非藥品，供保健用，罹病者仍須就醫」，但消費者依然以為「吃了會變健康」、「吃了能預防疾病」。製造商會打出「FDA核准萃取物」的廣告標語，而消費者就會想：「既然FDA核准了，那應該是好東西吧？FDA總不會說謊吧？」於是掏腰包購買。

不過，更令人意外的是，有不少產品即使曾獲得FDA核准，在上市後仍可能因出現副作用、標示不實或新證據顯示有風險，而被撤銷許可或要求全面回收。但這樣的情況，其實很少被消費者所知。

此外，綜合維生素自問世以來，一直受到市場歡迎，但也伴隨許多爭議。有些研究（尤其是未受產業資助的非營利研究）指出：長期服用特定維生素可能與某些健康風險（如死亡率上升）相關。然而，也有研究持相反意見，尤其是來自藥廠資助的研究，往往較傾向報導正向結果。

但面對這麼巨大的經濟效益（美國全體產業的前十），美國製藥公司怎麼可能輕易放棄。所以，除了維生素的功能性分類外，許多產品也被重新包裝、行銷細分，形成龐大的商品鏈。誇張一點來說，未來說不定會出現維生素A123K、維生素D5678M這類花樣百出的產品。我們在不知不覺中，被許多看似專業的理論不斷「洗腦」，並被牽著鼻子走。

部分維生素如維生素D和K，雖然人體在特定條件下可以合成（例如日照、腸道菌作用），但在現代生活中經常不足，因此仍建議從外部補充。然而，在資本主義社會中，產品分類與行銷經常不斷細分，所以我們在選擇健康產品時，更須清楚了解基本的營養概念，避免被誤導。

那麼，為什麼人類非得從外部攝取維生素不可？和我們基因相似度高達九九．六％的黑猩猩，雖然和人類一樣也無法自行合成維生素C，但牠們每天都大量食用水果，自然就能補足需求，所以根本不需要靠營養補充品來彌補；牠們也整日生活在陽光下，日照充足，使得維生素D可自然在皮膚中產生。相比之下，現代人遠離自然、缺乏日照與生鮮食物，才會讓原本能自然取得的營養素變成「外來補充」的東西。

從演化的角度來看，早期人類長期依賴天然食物（如水果、蔬菜）來攝取維生素C，並藉由陽光合成維生素D。因此，在環境與飲食條件充足的情況下，身體自然無須具備額外合成這些營養素的能力。但在現代生活中，我們經常日曬不足、飲食不均，所以才需要依賴營養補充品。不過，我仍認為最理想的方式，是盡可能**透過天然來源：多吃蔬果、多晒太陽，讓營養在最自然的狀態下進入身體**。

如前述，美國一些著名的癌症治療中心，鼓勵人們喝無添加蔬果汁（尤其是紅蘿蔔汁與檸檬汁）。人們開始意識到：與其依賴營養補充品，不如透過天然的蔬果與陽光來獲得維生素。如果缺乏維生素C，可以多吃紅蘿蔔、檸檬或其他新鮮蔬果。若不方便榨汁，直接將紅蘿蔔洗淨生吃，或檸檬削皮生吃也很好；如果缺乏維生素D，則應該適當的晒太陽，讓身體自行合成。

人類在演化過程中，就是靠自然攝取營養來維持生命與繁衍。與其過度依賴瓶瓶罐罐的營養補充品、保健食品，不如回歸簡單的生活與飲食，這也許才是真正對健康最好的方式。

4 Omega-3補充劑的功效有限

相信不只是我，你或許也看過這樣的狀況：穿著白袍的醫生出現在電視節目中，強調著β-胡蘿蔔素的重要性。過了一會之後，醫生與主持人前方出現一個帶輪子的桌子，桌子上擺著一些盤子，上面都蓋著金屬鍋蓋。接下來，主持人說，裡面是富含β-胡蘿蔔素等抗氧化成分與維生素的食物，請大家猜猜看是什麼。在所有人一頭霧水時，主持人打開蓋子，露出幾根帶著紫色光澤的茄子。接著，主持人會說茄子就是我們日常生活中常吃的β-胡蘿蔔素寶庫，而後領著微薄車馬費、坐在觀眾席的婆婆媽媽，就會恍然大悟的說：「原來如此。」

當我看到這樣的場面時，內心感到非常錯愕。雖然茄子中確實含有β-胡蘿蔔素與多種維生素，但有些維生素，特別是水溶性的維生素，如維生素C，對高溫非常敏感，在烹調過程中會大量流失。而茄子通常都需要加熱烹調，所以實際食用時，營養留存量可能遠低於預期。我後來拿起遙控器，果斷轉了臺。

也有人宣稱：「光吃蔬菜，不足以攝取足夠的Omega-3，因此應該多吃青背魚。每週至少要吃三條，否則就得靠膠囊補充。」這種說法讓人覺得只要吃不夠就會生病，是一種巧妙的行銷手法。我自己做過生意，看到這種「先製造焦慮，再提供解方」的策略，不禁佩服這招如此高明。但真的能一週吃超過三條魚的人，恐怕並不多。

如果Omega-3真那麼不可或缺，那麼歷史上除了住海邊的人，其他人類早就因缺乏Omega-3而滅亡了。然而，人類確實能在不吃魚的情況下存活下來，靠的是多樣飲食與演化調適能力。這不代表Omega-3沒價值，而是提醒我們——營養並非來自單一來源，也不是非得靠膠囊補充不可。如今商業市場順應「植物性更健康」的趨勢，又開始說植物性Omega-3更好，我只能說，他們確實懂得「話術隨風轉」，但這背後到底是為誰好，就值得我們多思考了。

Omega-3 補充劑經常被宣稱能降低壞膽固醇與中性脂肪、改善血液循環。而今，購物頻道會使用各種專業術語來宣傳此產品，讓人眼花撩亂，似乎不吃就會錯過健康。

然而，對於多數人來說，透過飲食攝取天然來源仍然是最佳選擇。補充劑是否必要，應該視個人情況、生活方式與飲食型態而定，而不是被行銷話術左右。美國的營養補充品市場早已是十大產業之一，龐大的利潤也催生出大量的行銷操作與包裝策略。若缺乏基本判斷力，的確容易陷入「健康焦慮的消費循環」中。

在二〇二三年七月二十日，《美國心臟病學會期刊》（*Journal of the American College of Cardiology*）發表了「二〇二三年慢性冠狀動脈疾病患者管理指南」，該指南指出，**對於慢性冠狀動脈疾病患者，補充 Omega-3 脂肪酸（如魚油）未顯示出降低心血管事件的益處**，因此不建議使用。此一研究由美國心臟協會（AHA）、美國心臟病學會（ACC）、美國臨床藥學會（ACCP）、美國臨床病理協會（ASCP）、美國國家脂質協會（NLA）等團體共同發表研究結果。

報告明確指出，對於預防心血管疾病而言，Omega-3 補充劑在現有證據下未顯示明確健康效益。因此，建議停止使用。報告也強調，為維持血液循環健康，應避免使用 Omega-3 補充劑，並對使用減肥藥與止痛藥保持警惕。

報告中提到：「魚油、Omega-3 脂肪酸，以及含維生素的非處方補充劑與健康食品，對預防或改善心血管疾病的效果並不明確。」因此，對於冠狀動脈疾病患者，這些機構建議不應依賴任何健康補充劑來降低心血管風險。作為曾經歷冠狀動脈問題的一員，我對這樣坦誠的聲明感到認同。此外，該報告也指出，維生素D補充劑缺乏明確效益，且**鈣補充劑過量攝取甚至可能增加心臟疾病風險**，並做出如下說明：

「在針對二十一項隨機對照試驗（按：將對象隨機分組，施以不同干預以比較效果差異）的統合分析中（維生素D組的樣本數為四萬一千六百六十九人；安慰劑組的樣本數為四萬一千六百六十二人），補充維生素D並未降低主要心血管不良事件的風險，抗氧化療法同樣與降低心血管疾病事件風險無關，也就是說，維生素C補充劑、β-胡蘿蔔素補充劑、綜合維生素等，均無法減少心血管事件或心血管死亡率。

「目前缺乏證據支持每日補充五百毫克以上的鈣劑（如碳酸鈣、檸檬酸鈣等）能減少心血管事件風險。部分隨機對照試驗的統合分析（鈣補充劑的樣本數為一萬四千六百九十二人；安慰劑組的樣本數為一萬四千兩百四十三人）顯示，鈣補充劑反而可能與心血管疾病與冠心病風險增加有關。」

研究顯示，Omega-3、維生素D和鈣補充劑在預防心血管疾病方面效果有限，甚至可能帶來風險。這不是單一研究的結論，而是美國大型醫學組織多年來，在未接受藥廠資助的情況下，得出的共同判斷。你選擇相信廣告話術，還是無利益衝突的科學證據？答案掌握在你手中。

當然，過了一段時間後，有些業者會找一些冠冕堂皇的理由，說：「沒關係，請繼續服用。」他們不會向消費者說明潛在副作用，只會一再強調與產品無關的資訊，繼續推銷。這正是我一再提醒你「別再受騙上當」的原因。

如果想補充Omega-3，我建議**選擇紫蘇油而非芝麻油，因為紫蘇油中約含六○%的Omega-3**，而芝麻油僅約一%。不過紫蘇油容易氧化，開瓶後應冷藏保存，並建議在三至四週內食用完畢，以避免酸敗（油脂變質壞掉）。

人類在數百萬年的進化中，是透過攝取橄欖、芝麻與玉米等完整天然食材來獲得油脂，而非使用精製油。現代市售的食用油，多經高溫與工業化加工，已脫離食物的原始樣貌，過量或不當使用可能影響健康，值得我們警覺與節制。

你試過了嗎？

癌症患者也能輕鬆備餐

（預防院網路社群案例：金柔善，五十三歲女性）

我在二〇一九年十一月確診乳癌，並於二〇二〇年一月接受了乳房手術，手術後，接受了八次化療、二十一次放射治療。在化療期間，最痛苦的副作用就是嚴重的便祕。我幾乎無法如廁，每隔三、四天才勉強排出一點像鳥糞般的糞便，身體因此長期腫脹。我嘗試過各種便祕藥，也每天喝滿兩公升的水，但除了排尿，便祕情況仍沒改善。

就在我因便祕而痛苦不堪的時候，偶然看到了曹承佑院長的影片。對我這個大半輩子都不怎麼愛吃蔬果的人來說，那段影片帶來極大的衝擊。身為癌症患者的我，已經沒有太多選擇，因此下定決心開始實踐蔬果餐。

由於癌症患者的消化與吸收能力明顯低於一般人，因此為了提高消化與吸收率，我會先將蔬菜稍微燙熟再加入水果後，一起放進果汁機裡打碎。打好的蔬果混合物大約是一碗湯的分量，我每天早上都慢慢的一口一口挖著吃。

到了午餐時間，我會吃以糙米和蔬菜小菜為主的一般餐，有時也會用蔬菜做成拌飯來吃；晚餐則是將洗乾淨的蔬菜整齊的擺在盤子上，生吃並細嚼慢嚥。這樣連續吃了四個月後，身體發生了脫胎換骨的轉變：

第一，每天排便順暢。剛開始排出大量糞便時，我甚至很擔心「身體是不是出了什麼問題」。那種感覺就像分娩時，把肚子裡的東西一口氣排出來一樣。每天都不停的排便，感覺堆積在體內的宿便和毒素，好像在這四個月內被清空了一般。

第二，每天兩餐蔬果餐讓我的身體變得輕盈，體重也減輕了，從五十六・三公斤降到四十八・六公斤。便祕徹底消失後，小腹也隨之平坦了不少，身體不再浮腫，連鞋子都不再擠腳，腳步也變得輕盈起來。

第三，本來流不停的鼻水停下來了。我長年受鼻炎所苦，經常吸鼻子或打噴嚏，讓周圍的人感到困擾。但開始實行蔬果餐後，不再因鼻水而煩惱，甚至不必隨身帶著手帕了。可以說，我親身體驗到了蔬果餐將體內毒素徹底排出的效果。

對我來說，蔬果餐最大的優點就是，**即使是癌症患者也能輕鬆備餐**。就算沒辦法自製糙米便當，或住家附近沒有適合的餐廳，但蔬菜與水果卻隨時隨地都能輕鬆取得。此外，比起前面提到的三項身體變化，更重要的是這四個月內累積的成就感。在經歷長時間的抗癌療程後，執行蔬果餐的成就感讓我重新找回自信。現在是二〇二三年的八月，而我也打算持續執行蔬果餐生活。

第九章

強烈推薦無添加蔬果汁

1 純蔬果汁——除了水，不加其他東西

人類在各種文化中，飲用行為扮演著重要的社交角色。客人來訪時會招待茶水；與朋友聚會時，會一起喝酒或咖啡，飲品常成為人與人之間往來的重要媒介。就算突然出現一位獨裁者，下令「禁止一切液體形式的東西」，我認為人們也一定會在私底下偷偷喝些什麼。既然無論如何我們都會喝東西，那麼，我開始思考：在這個地球上，什麼才是「最好的飲品」？

答案當然是以水果和蔬菜製成的蔬果汁。而且我要特別強調：**蔬果汁中除了水之外，絕對不要再添加其他東西**。市面上販售的果汁，幾乎都加入了糖與化學添加

物，一來是為了讓味道更好，二來是為了延長保存期限、方便流通。不論市售果汁上面寫的名字有多好聽，本質上都是「工廠果汁」，這也是我不厭其煩、一直強調無添加蔬果汁的原因。

「喝果汁會讓血糖飆升」的說法，主要是針對市售果汁而言，因為其中常含有大量糖分與添加物。相比之下，在家自製的無添加蔬果汁成分較單純、無額外糖分（按：即便是天然果汁，一次大量飲用也可能導致血糖快速上升）。

2 檸檬救了兩百萬人的性命

檸檬真的是非常偉大的水果，可惜並沒有多少人知道。你能相信，它曾拯救過數百萬人的性命嗎？在十八世紀中葉，許多橫渡大西洋的船員罹患一種神祕又致命的疾病，也就是現今我們說的壞血病。壞血病會導致發燒、牙齦出血、牙齒脫落，甚至死亡，據估計，當時已有超過兩百萬人因此喪命。

這時，英國醫生詹姆斯・林德（James Lind）對壞血病患者進行了對照實驗，發現檸檬與橙子能有效緩解症狀。後來，英國海軍開始配發檸檬與萊姆汁，壞血病因此幾乎從艦隊中消失。我們如今知道，關鍵就是**檸檬中的維生素 C**。

不久前，韓國演員嚴正化分享了自己早上有喝檸檬水的習慣，引起很多人對檸檬水的關注。如果你習慣在每天早上喝杯咖啡，我建議**將咖啡換成檸檬水**。檸檬不僅富含維生素C，也含有多種維生素與礦物質。在我經營的預防院網路社群上，很多人都會分享早上喝水與檸檬水的照片，並一致表示喝了檸檬水後，感覺到身體的變化。

檸檬因為酸味強烈，在綜藝節目中經常被當作懲罰遊戲的道具，常見參賽者被要求直接咬檸檬。但事實上，檸檬非常適合切片泡水或擠汁飲用。根據《美國臨床營養學期刊》（*American Journal of Clinical Nutrition*）發表的資料顯示，像檸檬這類柑橘類水果，富含維生素C（每顆約含十八．六毫克）與類黃酮（Flavonoid），持續攝取有助於讓肌膚變得光滑細緻。此外，檸檬中的抗氧化成分——檸檬烯（Limonene）與兒茶素（Catechin），可能對肝臟代謝與抗氧化防禦系統有正向影響。

檸檬水也被認為有助於預防腎結石。腎結石主要由鈣等礦物質沉積形成，若結晶體無法排出，便可能累積為結石。檸檬中的檸檬酸可與鈣離子結合，抑制結晶形成，因此被視為天然的預防輔助。多項研究也指出，**定期飲用檸檬水可能有助於降低腎結石的發生風險**，尤其對某些尿中檸檬酸偏低的人來說更具幫助。

此外，**檸檬水可能有助於控制體重與體脂肪**。例如，美國奧克蘭兒童醫院（Children's Hospital Oakland）針對一百七十三名過重女性進行的研究指出，檸檬水攝取量較高者，其體重與脂肪比例下降幅度明顯較大。檸檬水熱量低、不含飽和脂肪與膽固醇，若搭配健康飲食與運動，是有益於減重的日常飲品。

檸檬常被誤認為會讓身體酸化，甚至與胃部不適或牙齒腐蝕畫上等號。但實際上，檸檬雖味道酸，代謝後對身體的酸鹼負擔非常低，甚至有助於維持酸鹼平衡。水果整體上是營養密度高、對身體友善的食物，沒有科學證據顯示天然水果會造成體內系統性酸化（按：正常攝取檸檬對大多數人是安全且有益的，但對胃部敏感者或牙齒琺瑯質較薄者，仍須注意適量飲用）。

我認為，應該從整體看待食物，而非局限於單一。有些專家說檸檬酸成分會讓腸胃不適，有些專家又說有益身體健康。當然，我在試圖說服他人時，也會不斷強調什麼成分對身體有益。但我們並不單純只為了維生素C、檸檬酸等單一成分而吃水果，尤其是檸檬。蔬果富含的各種成分相互作用，才能對身體產生真正的好處。在大家爭論蔬菜、水果有什麼成分時，許多父母一邊說擔心孩子吃檸檬會腐蝕牙齒，卻又讓孩子大口喝可樂，這種矛盾的現象比比皆是。

3 以檸檬水取代早上的咖啡

製作檸檬水的方法非常簡單：把檸檬皮洗乾淨後切成薄片，直接加入水中即可飲用。可能有人不知道檸檬和水的比例該怎麼安排，而我最推薦的比例是**一杯五百毫升的水搭配半顆檸檬**，當然，檸檬的用量可以視個人喜好增減。不過要特別注意的是，避免因為檸檬水有益健康，就強迫自己一天喝兩公升，**這樣反而可能會對胃部造成刺激**。建議上午一杯、下午一杯就足夠了。請記得，就算是有益健康的檸檬水，身體也須花時間適應。

檸檬和蘋果、番茄或奇異果都一樣，**其實果皮比果肉更具營養價值**。有些人會嘗試整顆連皮打汁，或整顆直接咬著吃，但這樣吃起來不美味，往往隔天就放棄了。一旦因此對檸檬產生反感，很可能也開始排斥檸檬水，所以過度執著於某種「健康吃法」，反而促使人放棄原本想堅持的好習慣。

很多人會問，檸檬皮上白色的痕跡是什麼。這可能是兩種情況：一是為了防止變色與保溼所塗的食用蠟，屬於食品級原料，對健康影響極小；另一種則是水果糖分滲出後乾燥形成的自然結晶，在橘子或柳橙上也很常見。這兩種情況都可以透過徹底清洗或削皮來避免攝入，不會對身體造成實質危害，請放心食用。

也會有人問，**在自製無添加蔬果汁的過程中出現泡沫**，不知道是好是壞？就結論而言，果汁是否產生泡沫，會根據所用蔬果的種類與狀態不同而有所變化。富含酵素的蔬果在打成果汁時較易產生泡沫，尤其是使用像高麗菜這類蔬菜時，泡沫會比較明顯。根據專家的研究結果顯示，這些泡沫主要是來自蔬菜中的蛋白質成分（如酵素），因此泡沫可以直接飲用；如果介意，**可加入酸性較強的水果（像檸檬）**來製作果汁，藉由改變酸鹼值，讓蛋白質變性，以減少泡沫產生。

最近很流行蜂蜜檸檬茶，許多人會在檸檬水當中加入蜂蜜，甚至加入生薑。偶爾我也會思考關於蜂蜜的問題：「蜜蜂努力儲存下來的食物，人類這樣搶奪過來是對的嗎？」即使是人工養殖的蜜蜂，牠們也是在自然中替花朵授粉，擔負重責。

就像如果人們為了製作橡子涼粉，拿走松鼠藏起來的橡實，那松鼠又該吃什麼？如果人們為了吃美味的田螺料理，將水田裡的螺類全部捕盡，那麼青蛙該吃什麼？又如果這些青蛙消失了，以青蛙為食的白鷺該如何生存？這些例子提醒我們，自然是一個彼此依賴的整體，人類過度介入，可能會帶來意想不到的失衡。

不久前，我讀到一篇報導提到，韓國二〇二三年的蜜蜂數量比起前一年減少了四〇%。現在市面上的蜂蜜，確實有不少是經過餵糖水後採集的蜂蜜，稱為「餵糖蜜」，這類產品風味與營養成分都不如傳統天然蜂蜜。因此，我認為還不如不要加蜂蜜，直接飲用純檸檬水。也就是說，只要檸檬就足夠了，不必為了增添美味，再添加一些令人摸不著頭緒的東西。與其花錢買蜂蜜，還不如直接買有機檸檬。

早上以檸檬水代替咖啡，你會感受到提神醒腦的感覺，就像徹夜在音樂聲震耳欲聾的夜店狂歡後，隔天清晨醒來，耳邊響起一曲蕭邦的音樂——這份身心被喚醒、通體舒暢的感覺，相信你一定能體會。

4 我的完美蔬果比例

食物之間也講究搭配，就像在韓國，使用老泡菜包著醃製過的魟魚、水煮豬肉來吃被稱為「三合」；冬天吃地瓜時搭配蘿蔔水泡菜，也成為經典組合；近年來還出現了炸雞配生啤酒的「雞啤」組合。

一直以來，我不僅喝檸檬汁，也持續喝蘋果紅蘿蔔汁。但突然有一天，我驚覺：「一定要照別人的配方打蔬果汁嗎？」、「難道沒有專屬於我自己的獨特配方嗎？」因此每到週末，我就在家裡嘗試不同水果與蔬菜的組合，自己製作無添加蔬果汁。我也試過將小黃瓜和紅蘿蔔一起打成汁，或混合芹菜和蘋果：「加上這個有點苦、加上那個味道怪怪的，而加上這個又沒什麼味道……。」

我後來想到：「有沒有像蘋果或紅蘿蔔那樣，一年四季都能吃到的食材？」蘋果和紅蘿蔔不僅能存放很久，且在超市裡幾乎隨時都買得到。當然，隨著溫室栽培技術的發展，現在許多蔬果幾乎全年供應。不過像草莓、西瓜、香瓜，以及芹菜、艾草等蔬菜，仍以特定季節為主要產期。我又想到平常被我當成點心來吃的高麗菜，拿來打成蔬果汁會怎麼樣？

當然，光用高麗菜榨汁的話，味道會偏苦。所以我試著將紅蘿蔔、蘋果與高麗菜一起榨汁。經過幾次嘗試與調整後，我找到了最完美的比例組合，**那就是一根紅蘿蔔＋四分之一顆高麗菜＋兩顆蘋果**，這樣的比例榨出來的蔬果汁風味最好（見左頁圖表12）。我也將這個配方推薦給預防院網路社群的會員，他們嘗試過後都讚嘆連連。如果可以的話，建議按照這個順序榨汁：紅蘿蔔→高麗菜→蘋果。

有一款叫做「ABC果汁」的飲品，是取自Apple（蘋果）、Beet（甜菜）與Carrot（紅蘿蔔）這三種食材的字首所命名。因此，我也決定把我自己調配的果汁稱為「CCA蔬果汁」，也就是取自Carrot（紅蘿蔔）、Cabbage（高麗菜）

圖表 12　作者自創的蔬果汁食材

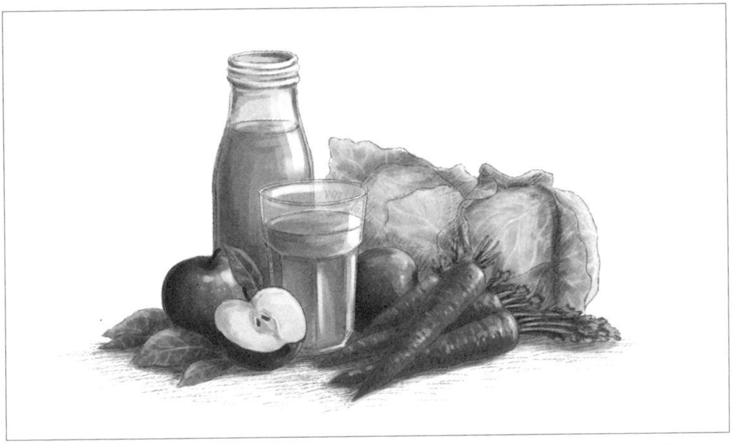

▲ 最完美的比例組合：1 根紅蘿蔔＋ 1/4 顆高麗菜＋ 2 顆蘋果。

與Apple（蘋果）的字首。對我來說，所有蔬菜、水果和無添加蔬果汁都是好食材。無論是檸檬水、蘋果紅蘿蔔汁，還是ABC果汁，我都非常樂於喝下肚。

那麼，我為什麼會特別推薦CCA果汁？不只是因為它好喝，更因為**它帶來的飽足感足以當作早餐**。

我已經連續好幾個月，每天早上都喝CCA蔬果汁，**一直到中午都不覺得餓**。所以，推薦你一定要讓總是高喊「早上一定要吃飯才行」的丈夫試試。

你試過了嗎？

困擾十八年之久的乾癬

（預防院網路社群案例：李美嫺，四十一歲女性）

一個月前，我還是體重高達八十九公斤的重度肥胖女性。而困擾我長達十八年的乾癬問題，竟然在一個月內消失了。在二十幾歲時，我因為壓力過大，全身開始出現乾癬，甚至在懷孕生產後變得更嚴重，只能靠塗抹類固醇來控制。幾乎什麼治療方法我都嘗試過，從上百萬韓元的韓藥，到木醋液、扁柏浴、紫外線治療及類固醇等，花了無數金錢，卻毫無起色。就連在盛夏，我也從不敢穿短袖與短褲，外出時一定要穿長褲配上袖套遮掩全身。

我以前是肉食主義者，冰箱冷凍庫裡隨時有豬肉、牛肉與雞肉，此外，冷凍水餃、辣炒年糕、午餐肉、香腸也是常備品。當時，我甚至會把泡麵的調味粉當作日常的調味料使用，完全不知道天然食材的原味。雖然我不喝酒也不喝咖啡，但蔬菜和水果是連看也不會看一眼，並對水果會使人變胖且讓血糖升高的傳聞深信不疑。就算收到他人送的水果，也經常放到壞掉，最後只能丟掉。每次吃了高麗菜或生菜後，就會拉肚子或腸胃不舒服，於是我便認為「我跟蔬菜不合」，堅決不吃蔬菜。

而且，我過去的食量很大，去餐廳的話可以吃二至三人份的餐點、迴轉壽司能吃二十至三十盤，在家裡也常吃兩份泡麵再搭配炸雞，且飯後一定要吃甜鹹交錯的點心，總是暴飲暴食，甚至偶爾還會吃到吐。雖然每次都很後悔，我卻無法控制。後來，我偶然看到曹承佑院長的影片，還買了他的書來讀。

現在，我已經實行蔬果餐滿三十天了。我是抱著輕鬆的心態開始執行，就算偶爾吃到肉類或速食，只要隔天排毒就好。隨著身體的狀況越來越好，我也逐漸增加攝取蔬果的分量。

我首先感受到的身體變化是體重瘦了五公斤，而且我以前一定會吃到撐才停下來，但現在只吃三分之一飽就自然的停口，真的很神奇。我過去只要看到餅乾、披薩、炸雞或泡麵就會忍不住享用，但現在能自然看待，認為「不吃也沒關係」；以前只要工作辛苦或錯過用餐時間就會手抖，但現在這些狀況全都不見了，感覺整個人都輕鬆了許多。

還有，我以前早上總是爬不起來，週末幾乎都在睡覺中度過，但現在沒有鬧鐘聲提醒，我也會自然的醒來；之前下班後一直到凌晨一、兩點都睡不著，現在卻能很快入睡，真的很不可思議。另外，以前排便總是不成形，現在能排出很漂亮的成形便；而且以前上廁所都花二十多分鐘，現在只要五分鐘就能輕鬆排便，殘便感也完全消失了。

而**改善效果最明顯的是乾癬問題，原本的脫屑與紅疹神奇消失，乾癬部位變成正常的膚色**。我先停用擦全身的類固醇藥膏，後來連臉部的用藥都停了。除此之外，我的口味也變了，以前很喜歡吃豬腳和大骨解酒湯，現在都覺得腥味太重。

老實說，關於肥胖和乾癬問題，我原本都已經放棄治療，畢竟十多年以來，花了數百萬韓元嘗試各種方式也都沒用。但沒想到光吃一個月的蔬果餐竟然就好轉了，真的讓我感到很震驚。我相信，之後我也會持續實行蔬果餐。

第十章
體內排毒的真相

問題 1

咖啡真的是毒嗎？

回答

咖啡是將咖啡豆經過高溫烘焙，再用熱水萃取的飲品。雖然適度烘焙是製作咖啡的關鍵，但**過深的烘焙也可能產生對健康不利的物質**。從自然飲食的觀點來看，食物加熱越少、保留越多原始酵素與營養，是對人體越溫和的選擇。你是否能想像自己吃燒焦的水果或蔬菜？若我們的本能排斥焦黑的食物，那麼天天飲用經過高度加熱甚至部分碳化的飲品，是否也值得重新思考？

不久前有報導指出，來自衣索比亞的咖啡生豆中檢出赭麴毒素（Ochratoxin）

含量超標，超過法定標準的三倍，最終一百七十多公噸的咖啡豆被退運處理。赭麴毒素是一種黴菌毒素，對腎臟與免疫系統具有潛在風險。此外，咖啡在烘焙過程中會經歷高溫反應，產生上千種新的化學成分，其中包括一些被懷疑對人體有害的物質（例如丙烯醯胺），都是目前研究中關注的潛在致癌因子。我過去也曾投入咖啡產業，但在深入接觸過咖啡的製程與科學研究後，我也慢慢遠離咖啡，轉而尋找更簡單、原始的健康飲食方式。

而三合一咖啡雖然方便、香甜，但含有高糖與氫化植物油等成分。特別是其中的反式脂肪，長期攝取會干擾人體脂質代謝、提升心血管疾病風險。

隨著人們對咖啡因副作用的關注增加，「低咖啡因咖啡」逐漸受到青睞。早期某些去咖啡因方法確實使用過工業溶劑，如二氯甲烷，這種物質也用於油漆與指甲油去除劑，因此其使用引發過安全疑慮（現在大多數廠商已改用更安全的去咖啡因方式）。相較之下，無糖黑咖啡是較為單純的選擇，而三合一咖啡、加工低咖啡因咖啡則因添加物與製程差異，可能帶來不同的健康風險。不過如果可以的話，當然是不喝咖啡最好。

平常不喝咖啡的長輩會說：「幹嘛要喝那種苦東西？」或因心悸、失眠等不適反應而拒絕飲用；或我奶奶說喝提神飲料會導致心跳加快，因此連一瓶都喝不完，這是因為他們對咖啡因的敏感度較高。小孩也同樣如此，因為代謝系統尚未發育成熟，對咖啡因刺激反應更強，因此普遍不建議他們飲用。然而，經常接觸各類加工食品與刺激性物質的成年人，對咖啡的興奮作用可能變得較不明顯。

有句話叫「溫水煮青蛙」，用來比喻將青蛙放進溫水的鍋裡時，青蛙剛開始會覺得「好溫暖、好舒服」，而後當水慢慢煮沸時，牠便來不及逃脫，不知不覺間死去。我希望大家不會變成待在沸水裡的青蛙。前陣子在預防院網路社群上，有位會員分享他的親身經歷，他就是「及時跳出鍋子的人」：

「我實行蔬果餐、戒掉咖啡已經約四個月了。我以前每天會喝三、四杯咖啡，但現在我改喝檸檬水和無添加蔬果汁，就這樣果斷的戒掉咖啡。今天因為公司有外部教育訓練，會場供應咖啡，因為只有我不喝的話好像很奇怪，所以就喝了一杯熱美式。結果整個下午肚子都不舒服，很想吐而且還頭痛。開始執行蔬果餐以來，幾乎每天都是晚上九點多入睡，清晨四、五點起床。但今天晚上十一點多卻醒來了，到現在都睡不著，而且腸胃仍不舒服，頭痛也還沒好轉。難道是因為我的體內變乾淨了，所以能清楚辨別咖啡的毒性了嗎？我很感謝現在的自己，讓我可以不依賴咖啡而活。」

這是「曾在溫水中享受，而後發現水沸騰便就立刻跳出來的人」的經驗。那麼，你會從那口鍋裡跳出來，還是繼續享受？現在輪到你選擇了。

問題 2

果皮上的農藥怎麼洗？

回答

水果皮上的白色粉末稱為「果粉」（Bloom），有些人會誤以為那是農藥或異物，但其實不然。果粉在李子、葡萄與藍莓上都很常見，是保護水果的物質，即使吃下肚也無妨。韓國農村振興廳也曾公開表示，果粉對於健康無礙。果粉又被稱為水果的保護層，具有類似保護膜的功能，主要由醇類、酯類、脂肪酸等天然成分構成。一般來說，**果粉豐富的水果不僅甜度較高、外觀好看，其商品價值也較高**。

有很多人會把這種白色粉末誤認為是農藥，但就結論來說，我認為是農藥的可能性趨近於零。韓國國立園藝特作科學院指出：「果粉如撒上糖霜般均勻覆蓋水果表面，因此是農藥的可能性不大。若有農藥殘留，應會在果皮形成水滴乾掉的痕跡，或水滴向下流淌的痕跡。」當然，除了農藥外，像是噴灑營養劑或雨水的雨滴留在果皮上，都可能會產生這樣的痕跡。

現代農產品管理制度已相當嚴格，農藥的使用與殘留都有法定標準可作為依據。韓國國立農業科學院也曾公開表示，就算噴灑了農藥，從採收到流通須經過多道程序，相當耗時，因此幾乎不可能有農藥殘留。

心理學上有個名詞叫做「白大衣高血壓」（White Coat Hypertension），是指患者在穿著白袍的醫生面前時，血壓會比平常高的現象。同樣的，有些人會擔心：「這該不會是農藥吧？」就過度緊張，甚至因此遠離水果，實屬可惜。我認為，比起不確定是不是會讓人拉肚子的農藥，這「可怕的想法」才更有害健康。

大多數情況下水果連皮吃最好，但如果你的心裡總是浮現負面想法，那麼建議好好清洗後再食用，會比較安心。方法很簡單：先把水果浸泡在冷水中一會兒，**再在流動的水下輕輕搓洗**。但要注意不要太用力，以免把果皮搓破。你也可以**用醋**

與水以一：十的比例混合來清洗。這樣一來，即使有微量農藥殘留（雖然機率極低），你也能放心的享用水果了。

問題 3

對人體真正有價值的糖是什麼？

回答

雖然我不是牙醫，但我仍以牙齒為例說明。一般人認為吃太多甜食會蛀牙，這的確有根據。因為口腔中的細菌會分解糖分，產生酸性物質，進而腐蝕牙齒表面的琺瑯質，導致蛀牙。不過，從全身健康的角度來看，牙齒蛀蝕與牙周問題也可能和免疫系統、代謝狀態有關。若腸道長期不健康、毒素累積，可能會影響免疫力，導致牙齦更容易發炎或感染。但當腸道逐漸恢復健康、代謝排毒功能順暢時，一些發炎症狀（包括牙齦腫痛）有時可能自然緩解（按：牙齒和牙周的問題仍應該由專業牙醫進行治療與定期檢查，不能完全依賴身體「自癒」）。

韓國有句俗語：「糖果是牙醫的快樂。」意思是人們吃越多含糖食物，牙醫口袋裡的錢就會越多。為什麼？因為糖分會讓口腔細菌大量繁殖，產酸腐蝕琺瑯質，是造成蛀牙的主要原因。此外，長期大量攝取糖分，身體會產生慢性發炎反應，影響血糖代謝、賀爾蒙平衡，甚至間接影響骨骼與關節健康。因此，高糖飲食會增加骨質疏鬆、代謝症候群、甚至某些關節疾病的風險，而牙齒也一樣會受到影響。長期攝糖過多，又缺乏良好口腔清潔，就會讓牙齒在酸蝕中一點一滴的崩壞，最終一顆顆損失。

野生動物因飲食天然、低糖，加上不攝取精製碳水化合物，因此蛀牙的發生率遠低於人類。人類因為飲食精製化與口腔保健習慣不良，是最常受蛀牙困擾的物種之一。**精製糖不僅缺乏營養，也會造成血糖波動與慢性發炎反應**，進而增加牙周病、糖尿病與骨質疏鬆的風險。長期大量攝取高糖加工食品，會對牙齒、骨骼與整體代謝系統造成壓力。

我想強調，發炎與膿腫是身體對抗感染與修復損傷的自然反應。若只是暫時壓制症狀，卻忽略根本原因，發炎可能會反覆發生。很多症狀只是身體向你發出的訊號，就像下游的溪水被垃圾堵住一樣。如果我們只專注在清除這些表面垃圾，而忽略上游正在不斷產生汙染的源頭，問題永遠解決不了。換句話說，真正重要的，是找出這些「垃圾」從哪裡來，也就是找出影響你健康的根本原因，無論是飲食、壓力、作息或環境。否則，你就只能日復一日、不斷重複處理相同的問題。

疼痛與失去食慾是身體的一種自我保護反應，提醒我們需要暫時休息與調整。所以，有時候「越不舒服越應該要吃東西」這種說法不一定正確。關鍵在於：與其只是壓制症狀，不如找出病因並從根本解決。

此外，若水果搭配糖（如番茄加糖）一起食用，會增加熱量與升糖反應，可能削弱水果本身的營養價值。人們很常會因為番茄不太甜而另外撒糖，在我小時候，媽媽也很常在番茄上撒糖再裝盤上桌。然而，長期高糖飲食確實與肥胖、慢性病相關，適度攝取天然糖分、避免加工糖，是更有利於健康的做法。

精製糖幾乎不含纖維、維生素、礦物質與其他對人體有益的營養素，精製過程中只留下了純粹的熱量，這也是為什麼糖被視為導致肥胖的主要因素之一。當你攝取大量含糖食物（像是含糖飲料、甜點、麵包等），身體雖然獲得了熱量，卻無法獲得足夠的營養。結果是——你會不自覺的想再吃更多，因為身體仍在尋求那些缺失的營養素。

在韓國，糖又被稱為「穿著白衣的惡魔」。不過，不管糖穿的是白衣，還是黃衣（黃砂糖）或黑衣（黑糖），全部都是惡魔。市售的某些黃糖與黑糖產品，可能是白糖加上焦糖色素加工而成，這類色素在高溫製程中可能產生微量4—甲基咪唑（4-MEI），是一種被列為「可能致癌物」的物質。雖然一般飲食中的攝取量相對安全，但過度依賴加工含糖食品，仍可能對健康產生不利影響。

如果真的想吃甜食，**我會推薦天然蜂蜜、米飴**，因其保留部分微量營養素，比高度精製白糖略勝一籌。如果你因為價格猶豫，那麼可以考慮非精製糖，這是從甘蔗或甜菜中提取的原始糖類，有時也被稱為「糖界的糙米」（在韓國，能買到來自菲律賓班乃島〔Panay〕的非精製原糖，且透過公平貿易進口）。不過要注意，無論是天然蜂蜜、米飴或非精製糖，一旦經過高溫加熱，其天然酵素會失去活性，部分熱敏感的營養素也可能流失。

水果中含有天然果糖與葡萄糖，是人類演化過程中偏好的甜味來源。這些糖分在水果中與纖維、抗氧化物質等共同存在，不僅提供能量，也有助於整體代謝健康。水果中的果糖雖須經肝臟代謝後，才能轉化為葡萄糖供能或儲存為肝醣，但其代謝過程相對平穩，對健康的負擔小於精製糖。不過，不幸的是在近兩百多年間，隨著精製糖取代了天然糖，人類也正在為此付出代價。

如今，糖尿病不再是老年人的專利，連兒童也逐漸受到威脅，這也是為什麼「應該減少糖分攝取」的警告，早已成為全球共識。然而，有些醫師仍會說：「糖尿病患者應隨身攜帶糖果。」但這句話只適用於需要使用胰島素或降血糖藥物，且有低血糖風險的患者。很多愛吃糖的人，正是糖尿病的高危族群。因為高糖食物會讓血糖在短時間內迅速上升，之後胰島素大量分泌，又會導致血糖迅速下降，這種狀況就像用汽油點燃木柴——火雖旺，但很快就燒盡熄滅。如果不解決造成血糖波動的根本原因，反而不斷用糖來補救，只會讓身體陷入惡性循環。

當我們攝取精製糖，不論是來自食物、糖果還是飲料，這些糖會在體內被迅速吸收，進而影響血糖、胰島素與腸道菌群的平衡。若長期過量攝取，可能導致某些腸道菌種（如酵母菌）過度生長，進一步產生脹氣、發炎物質，甚至微量酒精或酸性代謝物，這些變化都可能對腸道健康產生負面影響。

當我們攝取精製糖或喝下含糖飲料時，會刺激胰臟分泌胰島素來調節血糖。胰臟位於十二指腸旁，除了分泌消化酶，也分泌胰島素這種調節血糖的賀爾蒙。若長期攝取過量糖分，可能導致身體對胰島素反應變差，這種現象稱為「胰島素阻抗」，是第二型糖尿病的早期警訊。

不論白砂糖、黃砂糖、黑糖、寡糖或楓糖漿等，基本上都是經過加熱加工的產物。其中白砂糖是最精製的形式，加工過程中經過脫色與提純，去除了大部分天然成分。**而對人體真正有價值的糖分，是來自新鮮水果中所含的天然糖分**。

自然也早已為我們預備了這樣的食物：「神說：『看哪，我將遍地一切結種子的菜蔬和一切樹上所結有核的果子全賜給你們作食物。』」（《創世記》第一章第二十九節）。

問題 4

蔬菜富含鉀質，腎臟不好的人能吃嗎？

回答

就如我前面提過，**不應該以單一成分來評價一個食物**。就像用放大鏡或顯微鏡不斷分析、拆解，就會沒完沒了。比方說，假設有位學生下週要參加期末考，但在「因式分解」這一題上卡關了，問了同學還是不理解、問了老師後仍不懂。那麼，他要一直執著於這個問題不放，直到期末考嗎？期末考是綜合評量國文、英文、數學、社會和自然各科的考試。因此，我希望讀者不要做出像是「因為過於糾結一個題目，而搞砸了整個期末考」的事。

我一直在傳達這個觀念：吃活的食物，才能擺脫肥胖與疾病。蔬菜和水果中含有豐富的鉀，這是人體所需的重要成分，但攝取過量也可能引發嚴重問題，而鉀含量過高的狀態稱為「高鉀血症」。正因為這些擔憂，許多腎功能不全的患者放棄吃蔬菜。腎臟擔負著排出體內廢物的機能，當腎功能下降時，確實會難以有效排出體內多餘的鉀。

也有人一聽到水果會升糖、蔬菜可能對腎不好，就彷彿看到什麼危險物一樣，對蔬果顯得極度焦慮。對這樣的人，我想反問幾句。

首先，你認同多數現代疾病都與血管健康密切相關嗎？相信不少人會點頭說「是」。那我想再問，水果和蔬菜是否富含有益血管健康的成分，如纖維、抗氧化物與鉀，有助於促進代謝與減輕負擔？讀到這裡的你，應該也會點頭同意。如果只服用濃縮的鉀補充劑，確實可能對腎功能造成負擔。但天然水果和蔬菜中，並不只有鉀這一種成分，它們同時富含多種有機礦物質與維生素，這些營養素之間會互相協調，幫助身體代謝並維持平衡，對整體健康是有益的。

在韓國，七十歲以上長者最常見的死亡原因之一是肺炎。這意味著許多人是因為呼吸功能惡化，最終導致生命終止。由於肺炎常發生於免疫力下降或慢性病纏身的年長者身上，有時也被當作死亡的間接原因。另外，腎衰竭是指因腎臟功能下降，導致體內含氮廢物無法有效排出，進而在體內累積的狀態。從全身健康的角度來看，腎功能衰退往往與血管健康息息相關。因此，許多腎衰竭患者的最終死因，會與心臟或整體心血管系統的問題有關。

因為鉀可能對腎臟功能造成負擔，就完全不吃有益健康的食物，這種做法就像「因為有一％的機率會感冒，所以絕對不去登山」一樣過度謹慎。如果你喜歡數據和證據，我想介紹一項由日本新潟大學醫院所進行的研究。該機構以兩千多名二十歲以上的成人為對象，在二〇〇八至二〇一六年間，進行長達快十年的研究。研究對象中有一半為腎功能正常者，另一半則為已有腎功能障礙的患者。

在長達快十年的觀察中，無論是否患有腎功能障礙，每天攝取蔬菜和水果的人，其整體死亡率最低；研究也發現，僅偶爾攝取蔬果的人，其死亡率比每日攝取者高出約二六％；至於幾乎不吃蔬果的人，死亡率則更高，約高出六〇％。這個研究結果可說是令人震驚。

如果你因為擔心鉀的問題而不敢吃蔬果，那麼是否重視這項研究的結果，完全取決於你自己。這項研究由新潟大學自主進行，並未接受製藥或食品企業的資助，所得出的結論值得參考。如果你忽略這些研究與努力，那也是自己的選擇。

問題 5

日照不足的人容易胖？

回答

只要在庭院種過菜的人都知道，把相同的植物分別種在陽光充足與陰暗的地方，生長速度會有明顯差異。事實上，所有植物與動物的生命活動，都離不開太陽所提供的能量。太陽是自然界能量的源頭與基礎。那麼，你會因為擔心陽光讓皮膚稍微變黑，就完全避開陽光嗎？這就像是因為家裡出現了一隻螞蟻，就要將木頭建造的房子全部燒毀一般。

人類在遠古時期從非洲出發，逐漸遷徙到較寒冷的地區，過程中膚色也隨著環境適應而產生變化。非洲人的肌膚黝黑、寒帶地區的歐洲人肌膚白皙，而亞洲人的膚色則介於兩者之間，這與黑色素（Melanin）有關。黑色素是一種天然的紫外線防護因子，把它當作保護肌膚的戰士就對了。**當日照強烈時，體內會產生更多黑色素，以保護皮膚免受紫外線傷害**。這也是為什麼熱帶地區居民膚色較深，而日照較少的北歐居民膚色較淺的原因。

太陽的紫外線能刺激身體，促進包括甲狀腺在內的內分泌活動，進而幫助提升新陳代謝率。我們常說「基礎代謝率高比較容易瘦」，這裡的代謝率指的就是身體消耗能量的整體速率。一般來說，兒童與青少年因為代謝率較高，所以較不容易囤積脂肪；而隨著年齡增長，代謝率會逐漸下降，因此比較容易變胖。雖然適當使用防晒乳有助於保護皮膚，但也可以思考如何在保護與自然接觸之間取得平衡。

韓國濟州島的黑豬肉非常有名。但近來在濟州島，已經很難發現飼養黑豬的場景。這是為什麼？因為許多豬舍都被黑色帆布遮蓋，所以從外面很難看清裡面。如果你在濟州島發現有幾棟黑色帆布覆蓋的建築，入口處標示著「某某農園」之類的字，那通常就是黑豬養殖場。至於為什麼要用黑色帆布遮住？這是因為在某些情況下，減少陽光曝晒也可能影響黑豬的活動量與代謝，有助於體重增加。

瑞典的烏普薩拉大學（Uppsala University）近期針對兒童所進行的一項肥胖研究指出，與二〇一八年相比，在新冠疫情期間，兒童的肥胖率增加了超過三〇%。這項研究涵蓋了多達二十萬名兒童。除了在家中進食頻率增加的影響之外，研究人員也**將「日照不足」列為影響肥胖率上升的重要因素之一**。換句話說，適度的日照有助於體重控制。那麼，你會選擇遮蔽陽光、導致體重增加，然後再靠減肥藥來解決嗎？如果減肥藥引發副作用，還須服用抗憂鬱藥來應對情緒問題。這些連鎖性的健康風險值得我們深思，而不是盲目依賴藥物與過度防晒。

藥廠經常強調「紫外線會導致皮膚癌」，這讓許多人對陽光產生過度恐懼。智人的皮膚對陽光確實敏感，當日照過強時，身體會透過自然的方式調節，例如躲到樹蔭下或接觸涼水，以避免過度曝晒。這些都是在演化過程中逐漸發展出的適應行為。事實上，有研究指出，生活在高緯度地區，如北緯六十六．五度以上的北歐國家（如挪威、芬蘭）的人們，罹患黑色素瘤（一種皮膚癌）的風險，反而可能高於生活在陽光充足的地中海沿岸居民。

此外，使用防晒產品應該謹慎。以自然療法理論聞名的安德烈・莫瑞茲（Andreas Moritz），在著作《神奇的陽光療癒力》（*Heal Yourself with Sunlight*）一書中提到：

「離赤道越近，中波紫外線（UVB）的照射量就越高。研究分析顯示，在遠離赤道的國家中，肺癌的發生率最高，而在最接近赤道的國家則最低。（中略）在冬日缺少陽光的新英格蘭地區，有十三種癌症好發率都比較高。包括直腸癌、胃癌、子宮癌與膀胱癌在內的多種癌症，和西南部地區的居民相比，高出了近乎兩倍。（中略）放諸四海，腫瘤增加最明顯的，都是那些最大力鼓吹使用化學防晒產品的國家！」

前面我也曾提過，「維生素D應透過陽光來補充」。然而，如果你外出時擦防晒乳、戴帽子和太陽眼鏡，並將身體大部分遮住，可能會影響維生素D的合成。有研究指出，即使是防晒係數僅為SPF 8的低效防晒產品，也可能減少皮膚產生維生素D的能力達到約九五％。

活性氧是一種可能引發疾病、加速老化的有害物質。有研究顯示，某些防晒產品中的成分，在陽光照射下可能會產生活性氧。另外也有研究關注，部分化學防晒成分可能干擾內分泌，影響體內雌激素等賀爾蒙的平衡，進而對正常的性發展產生潛在影響。我認為，當今社會中關於性別特徵模糊的現象，除了社會與文化因素外，過度接觸加工食品與某些化學物質，也可能是潛在影響因素之一。

這個世界上存在一些勢力，想盡辦法操弄你的不安以掏空你的荷包。過去他們是這麼賺錢的，未來也可能會繼續如此。而我想告訴你的是：不要被他們欺騙。當我說出「不要受騙」這句話時，我自己並不會因此賺錢。那麼，你認為哪一邊才是真實的？無論如何，我還是要大聲呼籲，這世界上所有疾病與肥胖，只要回歸自然就能迎刃而解。

你試過了嗎？

三個多月減八公斤

（預防院網路社群案例：李貞淑，五十七歲女性）

和同齡女性相比，我的身高算是偏高，因此如果稍微胖一點，看起來就會很壯。而現在是我實踐蔬果餐的第一百一十天，體重已從七十七公斤**瘦了超過八公斤**。只要不吃肉類或加工食品，體重就穩定的持續減輕。現在我正朝向目標體重（六十三公斤）努力，且希望達成後還能再多減一點。我本來是為了減重才開始吃蔬果餐，但沒想到同時還收穫了其他驚人的成果。

首先是便祕消失了。有句話說「人如其食」，而我想把這句話改成「你吃的東西，決定了放屁的味道」。我吃了肉類或加工食品後，放出的氣味有時甚至讓我自己都覺得難以忍受。但吃蔬果餐後，不僅不太會放屁，即使有，也幾乎沒有異味。以前因為嚴重便祕，一週只排便一至兩次，現在不僅每天早上都能在固定時間排便，而且**排出來的形狀也像香蕉一樣漂亮成形**。

第二，不再嚴重掉髮了。我以前的掉髮問題很嚴重，讓我總想著「果然歲月不饒人」。我不喜歡頭髮亂糟糟的，因此總是綁馬尾，沒想到大家都在背後嘲笑我頭髮少。但開始實行蔬果餐後，我把掉落的頭髮收集起來並拍照記錄，發現掉髮量從原本的二分之一，逐漸減少到三分之一、四分之一。更讓人驚喜的是，原本掉髮的毛囊處，現在長出一根根短短的毛髮。

第三，指甲不再容易斷裂。以前我的指甲很軟，只要稍微留長一點就會斷裂，因此總是習慣將指甲修剪得很短。剛開始實行蔬果餐時，我也習慣將指甲剪得短短的，但有次太忙忘記剪，才發現不知不覺間指甲留長了，但沒想到沒斷裂，且感覺變得更有彈性、更堅韌了。

我被診斷出高血脂並服藥已經將近九年了。雖然也被判定為糖尿病前期，但目前尚未服藥，持續觀察中。這段期間，我每兩個月去一次醫院拿藥，每六個月進行一次血液、尿液和心電圖檢查。不過，最近我開始考慮要不要停止這些常規檢查了。我聽說現在的疾病代碼多達四萬種，這讓我想起曹院長說過：「頻繁的檢查會創造出新的疾病。」我越來越認同這個觀點。與其相信診療紀錄上那一堆數字，我更願意相信我此刻實際感受到的身體狀態。

結語

預防就是最好的治療

在三歲的兒子與妻子熟睡的深夜，我獨自醒來，就像小說家列夫・托爾斯泰（Leo Tolstoy）用羽毛筆沾著墨汁書寫一般，小心翼翼的寫著我的第二本書。即使第一本書《蔬果餐》有幸成為暢銷書，但我始終覺得自己還有許多不足之處。最終我意識到，如果我的理論與實踐不僅是個人的想法，還與人類學家或西洋權威的理論相符，就應該把這些內容融入書中。所以，我再次拿起書架上的書籍一一詳讀、劃線，並於書中引用這些理論，再與出版社交換意見……最終，這本《80-62完全代謝》終於誕生了。

本書是預計推出四冊的「完全治癒系列」之一。原本我一度極力婉拒這個計畫，但最終仍在出版社的堅持與熱忱下促成了這本書的誕生。我也自問，不僅要上電視與YouTube頻道，還要經營韓藥局，這樣我還有時間寫書嗎？但沒想到在這樣的情況下，我還是謹慎的推出這本書。

繼第一本書《蔬果餐》之後，《80-62完全代謝》是我的第二本書，同時也是完全治癒系列的第一本書。我知道，真正領悟並實踐的人，往往能用簡單的語言傳達觀念，但我仍擔心自己會不會寫得很難理解。不過，我也盡可能用簡單明瞭的方式來撰寫，讓讀者覺得有趣且易讀。

我的健康哲學就是蔬果餐，也就是「吃活的食物就能活，吃死的食物就會走向疾病」。這不僅是關於健康的問題，在實行蔬果餐後，我不僅從肥胖與疾病中解脫，還體驗到人生重新開始的美好。

有人說，當身體改變了，想法也會跟著改變，自然人生也跟著轉變。對我來說，蔬果飲食也是個契機，讓我從「多欲多求的人生」轉向「簡單的生活」。

實踐蔬果飲食後，我的壓力減輕了，欲望與貪念逐漸放下，執著與消費慾也跟著減少。我丟掉了那些曾經堆滿的鞋子，現在只保留三雙就足夠了；韓藥師的制服也只保留冬天與夏天各兩套，一切都變得單純。這是因為我擺脫了「活給別人看」的人生。而我之所以能享受自在隨心的人生，都是託蔬果餐之福。我同時也再次體會到，實踐蔬果餐也是一種心靈的修練。因此，我也希望讀者能體驗這段不可思議的轉變。

我認為最理想的伴侶是「擁有相同價值觀」的人，而在這方面我是幸運的。我親愛的妻子不僅想法與我相同，同時也帶給我力量、一起同甘共苦，我對她滿懷感謝、愛與尊敬。同時我也想感謝長久以來，與我在蔬食之路同行的Simon Books出版社代表。

當我在出版第一本書《蔬果餐》時，內心曾懷疑：「會有很多讀者對這樣的內容感興趣嗎？」但沒想到當我提出人類要吃原型食物，並揭露加工食品與製藥產業的可怕之處後，卻意外獲得熱烈的回響。我因此深刻感受到，原來有這麼多讀者渴望接觸真相，也讓我暗下決心，要為此奉獻我的人生。此外，在我經營的預防院網路社群上，每天有許多人分享自己身心轉變的照片與故事，這也成為我繼續前行的力量，在此也想向這些支持我的朋友致謝。

我相信透過本書，能讓對蔬果餐仍有疑慮與擔憂的人不再動搖，從「聽說某個東西對身體很好，但那位醫生說A，另一位醫生說B，我到底該相信誰？」的混亂中掙脫。我相信，你再也不會被恐嚇式行銷騙走錢包裡的錢，而是會認清自己才是人生的主人。有句老話說：「會被騙一次就會被騙第二次。」大家應該記取中國秦始皇的教訓，了解到這世界上沒有任何藥能長生不老與健康，只有良好的飲食習慣，才是延緩老化、延長壽命的唯一方法──**預防就是最好的治療**。

你可以先翻閱這本書的目錄，自由選擇感興趣的章節閱讀，無論從哪一章開始都沒問題。不過，我仍建議按照順序閱讀，以助於理解。我寫這本書的目的，不是為了擊潰那些否定蔬果餐重要性的勢力，而是為了即使讀過《蔬果餐》，卻依然覺得要補充各種保健食品的人；詢問：「只吃蔬果的話，蛋白質會不會不夠？」的人；不知道亂吃保健品反而有害健康，還拚命將錢送給藥商與食品商的人而寫。追根究柢，幸福的人生要從改變飲食開始，也就是要吃活的食物而非死的食物，這才是真正的起點。

最近在韓國，有一個戒菸宣導詞「機智的不菸生活」相當流行，我想借用改為「機智的蔬果生活」。正如本書中提過的許多人類學者與科學家都已經證明，人類是以植物（蔬菜與水果）為食進化而來，至今仍依靠這樣的飲食方式生存，而我也確信你會領悟到這點。

一旦真正理解了這個事實，就能脫離這個惡性循環：站上體重計↓吃減肥藥↓體重減輕↓復胖↓再次站上體重計；也能擺脫另一個惡性循環：被診斷出病症↓因醫生的話而臉色發白↓吃藥↓住院↓動手術。此外，只要執行蔬果餐，在我們挽救個人健康的同時，還能幫助我們面對地球環境與氣候的危機。

在此分享一個我偶然聽說的故事：有一個登山客，與許多夥伴一起攀登喜馬拉亞山脈的聖母峰。由於已經攀爬了好幾天，他們正被高山症與寒冷折磨，體力幾乎耗盡。就在他們艱難的向上攀登時，突然發現一位滿頭白鬚的老人獨自從山上走下來。他身上沒有任何裝備，只拄著一根拐杖。這些登山客驚訝的問：「您是怎麼從那麼高的山頂上走下來的？」對此，老人平靜的回答：「**一步一步走下來的**。」說完，他便越過了登山客一行人，若無其事的繼續向下走。當然，這只是一個輕鬆的小故事，但我聽完後如同醍醐灌頂——人生不也是如此嗎？

將蔬果及無添加蔬果汁當作主餐，一開始絕非易事，但如果**今天失敗了**，**明天仍還有機會**。面對蔬果餐，不必像戰爭般視死如歸，因為即使今天做不到，你還有明天、後天。但希望你在動搖時，都能想到喜馬拉雅山老人的那句話：「一步一步走下來。」

編輯的話

Simon Books 出版社代表／江心元

在一個下雪的日子，我已經熄燈休息，這時突然傳來敲門聲。我一邊揉著眼睛，一邊穿上拖鞋前去應門，打開門一看，外頭站著一位有點面熟的人——是誰？拿起蠟燭仔細一看，原來是本書的作者曹承佑韓藥師。曹承佑不僅是暢銷書《蔬果餐》的作者，他的 YouTube 頻道也累積了數千萬的觀看次數。更令人驚訝的是，他毫不猶豫的表示，他的下一本書一定要由 Simon Books 出版。

Simon Books 是由我獨自經營的一人出版社，辦公室不過是間簡陋老舊的小房間，既沒有員工，一切翻譯與編輯工作也都由我親自包辦，才勉強維持著生計。沒想到這位暢銷書作家竟然親自來訪，真的令我受寵若驚。你可以想像一下，如果你是這家出版社的負責人，而一位 YouTube 頻道累積觀看次數超過五千萬次、著作在健康類別中連續四十週蟬聯銷售冠軍的作家，親自帶著書稿來，說「我想在你們家出書」，怎麼可能不震驚？

假設你是鄉下某支棒球隊的教練，某天，有位明星球員突然表示想加入你的球隊。他是在大型棒球場中備受球迷歡呼、同時蟬聯全壘打王與打擊率第一的選手，卻主動加入業餘棒球隊（球員白天擔任汽車修理工或木工，只有晚上或空暇時才練球），你難道不會感到驚訝嗎？然而，即使有眾多球隊開出巨額簽約金爭相邀約，他卻只說：「因為這裡是我的故鄉。不管其他地方的年薪多高，我只想回到家鄉的球隊打球。」

而曹承佑正是這樣的人——他說，一直以來他都在閱讀 Simon Books 出版的書，知道這是一家致力於推廣蔬食與自然療法的出版社，也正是透過這些書，他累積了更多知識，成為深受讀者喜愛的暢銷作家，因此想在 Simon Books 出書。雖然這樣的機會對我來說簡直難以置信，我仍與這位冒著雪前來的暢銷作家聊了許多。我問他，YouTube 頻道為何能創下數千萬的觀看次數，他卻謙虛的說，自己其實沒有準備講稿，只是做了一些簡單的筆記，然後把心裡想說的話、真實的想法說出來罷了。

沒有講稿？我很清楚，現在許多醫師或藥師在上節目時，都是照著前方螢幕的稿子唸。我也知道，為了讓觀眾覺得這些專家學識豐富，他們會刻意使用很多艱澀難懂的專有名詞。但這像蓬鬆的棉花糖，看起來華麗豐富，真正的內容卻很少。不過，曹院長竟然說沒有講稿？果然，能成為暢銷作家，絕非偶然。

如果是死記硬背理論的人，遇到其他狀況時（例如不同主題、不同媒體平臺）就會說不出話。因為他們不是真的懂，只是會「說」罷了。而曹承佑院長是徹底理解身體運作原理與飲食法則的人。這就像一位打者，不管投手投出滑球、變速球或曲球，都能以自己習得的打擊姿勢來應變，一棒接著一棒打出全壘打。

書出版前，我們每週大概見一次面，討論新書內容。對我來說，這個經驗就像是韓國音樂團體 god 的歌〈致母親〉歌詞中所描繪的，令人熱淚盈眶：「雖然沒有父親，但最終我們做到了。最終開了一家小小的餐館。雖然不大，我們卻很幸福。媽媽眼角的皺紋泛著淚光，我們用媽媽和我的名字取了店名並舉行開張儀式。即使夜已深，也捨不得離去。」

我們希望這本書能被更多人讀到，但比起成為暢銷書，我們更期盼它能成為人們徬徨時的一盞路燈，就像是離家少年在車站看著的電子看板時，一支指引方向的箭頭。我們想像著，這本書被安靜的放在鄉下某間小書店的書架上，某天被一位偶然經過的小女孩發現並取下，接著將這本書緊緊抱在胸前。我們希望讀者能經常翻閱這本書，一直到書封已經脫落，還會拿膠帶將它黏好；即使借給朋友，也會叮嚀一句：「要記得還我喔！」

我們通宵趕製這本書，現在，天已經亮了。我們對於一起創作出這本敢於說真話的書，內心感到無比幸福。

參考資料

1.《健康與治癒的祕密》（暫譯自*Timeless Secrets of Health and Rejuvenation*，安德烈．莫瑞茲著，鄭振根譯，Editor）。

2.《過度飲食心理學》（*The Psychology of Overeating*，基瑪．卡吉兒著，吳宜蓁、林麗雪譯，野人）。

3.《風靡全球！原始飲食法》（*The Paleo Diet*，羅倫．寇狄恩著，李昕彥譯，凱特文化）。

4.《恆毅力》（*Grit*，安琪拉．達克沃斯著，洪慧芳譯，天下雜誌）。

5.《奇蹟的健康法》（徐孝石著，平康）。

6.《我是腦》（暫譯自*The Secret World of the Brain*，凱瑟琳．洛芙迪著，金成勳譯，行星B）。

7.《健康生活新開始》（*Fit for Life: A New Beginning*，哈維・戴蒙德著，荀壽溫譯，南海出版公司）。

8.《YOU：減肥使用手冊》（暫譯自*YOU: On a Diet*，邁克爾・羅伊森、邁哈邁特・奧茲著，朴龍宇譯，Gimm-Young Publishers）。

9.《謝謝你遲到了》（*Thank You for Being Late*，湯馬斯・佛里曼著，廖月娟、李芳齡譯，天下文化）。

10.《減肥的不變法則》（暫譯自*Fit for Life*，哈維・戴蒙德著，江心元、金敏淑譯，Simon Books）。

11.《減肥進化論》（南世希著，民音人）。

12.《京都名醫的吃到飽減重法》（江部康二著，朱麗真譯，商周出版）。

13.《麥克杜格博士的自然植物飲食》（暫譯自*The McDougall Program for Maximum Weight Loss*，約翰・麥克杜格著，江心元譯，Simon Books）。

14.《逆轉疾病的科學食療聖經》（*Eat To Beat Disease*，李維麟著，陳莉淋譯，采實文化）。

15.《所有誕生都是奇蹟》（鄭煥旭與自然產父母著，Shanti Books）。
16.《身體也要極簡主義》（黃敏妍〔veggie.mina〕著，Simon Books）。
17.《催眠之聲伴隨你》（*My Voice Will Go With You*，米爾頓・艾瑞克森、史奈德・羅森著，蕭德蘭譯，生命潛能）。
18.《快速瘦肚！間歇性斷食減醣全書》（江部康二著，李惠芬譯，三采）。
19.《佛教飲食學：飲食與欲望》（孔萬植著，佛光出版社）。
20.《終結減肥》（暫譯自*Proteinaholic*，加斯・戴維斯著，江心元、金振英譯，Simon Books）。
21.《先戒了維他命再說！》（明承權著，賴姵瑜譯，大是文化）。
22.《不要減，自然瘦》（黃聖洙著，Simon Books）。
23.《消失的癌》（韓尚道著，Simon Books）。
24.《人類大歷史》（*Sapiens*，哈拉瑞著，林俊宏譯，天下文化）。
25.《活的食物，死的食物》（暫譯自*The 80/10/10 Diet*，道格拉斯・格蘭漢著，金振英、江心元譯，Simon Books）。

26.《生藥學》（生藥學教材編纂委員會著，東明社）。
27.《性趣何來》（*Why is Sex Fun?*，賈德·戴蒙著，王道還譯，天下文化）。
28.《小食主義者》（水野南北著，崔鎮浩編譯，Simon Books）。
29.《智慧轉念》（暫譯自*Smart Change*，雅特·馬克曼著，金泰勳譯，韓國經濟新聞社）。
30.《限時瘦身》（趙英明、李基言、朴智妍、崔智勳、李潤圭著，早晨蘋果）。
31.《少點一樣，其餘全吃的減肥法》（李東勳〔Sopod〕著，二十一世紀圖書）。
32.《愛因斯坦終極語錄》（*The Ultimate Quotable Einstein*，艾莉絲·卡拉普利斯著，姚若潔譯，貓頭鷹）。
33.《早晨的水果習慣》（柳恩靜著，SAMTOH社）。
34.《癌症的逆襲》（近藤誠著，裴英珍譯，杉木林）。
35.《藥物學》（韓國藥學大學協議會藥物學分會著，Shinil Books）。
36.《不被藥害死的四十七種方法》（近藤誠著，金允京譯，The Nan）。
37.《藥用植物活用法》（裴宗信著，Touchone Books）。

38.《驚人的澱粉減重法》（*The Starch Solution*，約翰・麥克杜格著，李漢威譯，天下生活）。

39.《該相信疫苗接種嗎？》（暫譯自*What Your Doctor May Not Tell You About Children's Vaccinations*，史蒂芬妮・凱夫著，車慧京譯，Baram）。

40.《疫苗接種反而致病？》（暫譯自*Vaccine-nation*，安德烈・莫瑞茲著，鄭振根譯，Editor）。

41.《一個瑜伽修行者的自傳》（*Autobiography of a Yogi*，帕拉宏撒・尤迦南達著，劉粹倫譯，紅桌文化）。

42.《不被醫生殺死的四十七個心得》（近藤誠著，劉滌昭譯，如何）。

43.《增強你的意志力》（*Willpower*，羅伊・鮑邁斯特、約翰・堤爾尼著，劉復苓譯，經濟新潮社）。

44.《人生授業》（法輪著，休出版社）。

45.《自私的基因》（*The Selfish Gene*，理查・道金斯著，趙淑妙譯，天下文化）。

46.《自然治癒的不變法則》（暫譯自*Fit for Life II: Living Health*，哈維・戴蒙德

著，江心元譯，Simon Books）。

47. 《變年輕的方法》（*Become Younger*，諾曼・沃德・沃克著）。

48. 《第三種猩猩》（暫譯自*The Third Chimpanzee*，賈德・戴蒙著，金正欠譯，文學思想社）。

49. 《農莊生活手記 The Goods Life 新時代思潮的先鋒探險》（*Living the Good Life*，海倫・聶爾寧、史考特・聶爾寧著，梁永安、高志仁譯，立緒）。

50. 《開啟脂肪代謝開關的減肥法》（朴龍宇著，Luminous Books）。

51. 《這樣吃，心血管最健康！》（*Prevent and Reverse Heart Disease*，卡爾德威爾・耶瑟斯汀著，鄭方逸譯，天下文化）。

52. 《知識的反感期》（暫譯自*The Half-Life of Facts*，薩繆爾・阿貝斯曼著，李昌熙譯，讀書的週三）。

53. 《神學論文集：哲學的慰藉》（波愛修斯著，榮震華譯，商務印書館）。

54. 《槍炮、病菌與鋼鐵》（*Guns, Germs, and Steel*，賈德・戴蒙著，王道還、廖月娟譯，時報出版）。

55.《防彈飲食》(*The Bulletproof Diet*，戴夫・亞斯普雷著，魏兆汝譯，木馬文化)。
56.《終結失智》(*Alzheimer's-No More!*，安德烈・莫瑞茲著，許淑媛譯，一中心有限公司)。
57.《原始吃食》(李介浩著，Grisim Associates)。
58.《植物的逆襲》(*The Plant Paradox*，史蒂芬・岡德里著，洪瑞璘譯，文經社)。
59.《漢方病理》(李宗大著，Grisim Associates)。
60.《漢方藥理學》(漢方藥理學教材編纂委員會著，Shinil Books)。
61.《神奇的陽光療癒力》(*Heal Yourself with Sunlight*，安德烈・莫瑞茲著，靳培德譯，原水文化)。
62.《患者革命》(曹韓京著，editor)。
63.《人類大命運》(*Homo Deus*，哈拉瑞著，林俊宏譯，天下文化)。
64.《酵素全書》(*Enzyme Nutrition*，艾德華・賀威爾著，張美智譯，世茂)。
65.《十七天瘦一圈！吃好動少又快瘦》(*The 17 Day Diet*，麥克・拉菲爾・莫雷諾著，呂奕欣譯，麥田）。

66.《瘦身一：九》（森拓郎著，沙亮譯，香港中和出版）。

67.《四週排毒減肥法》（朴龍宇著，VITABOOKS）。

國家圖書館出版品預行編目（CIP）資料

80-62 完全代謝：渾身毛病的商業人士，如何自癒？70%蔬果餐、30%正常吃，肥胖、失眠、便祕、乾眼、痠痛倦怠、三高……自然消失。／曹承佑著；張鈺琦譯 .
-- 初版 . -- 臺北市：大是文化有限公司，2025.07
288 面；14.8×21 公分 .--（EASY；137）
譯自：완전배출
ISBN 978-626-7648-81-0（平裝）

1. CST：健康飲食　2. CST：健康法

411.3　　114006518

EASY 137

80-62 完全代謝

渾身毛病的商業人士，如何自癒？70%蔬果餐、30%正常吃，肥胖、失眠、便祕、乾眼、痠痛倦怠、三高……自然消失。

作　　者／曹承佑
譯　　者／張鈺琦
校對編輯／宋方儀
副 主 編／馬祥芬
副總編輯／顏惠君
總 編 輯／吳依瑋
發 行 人／徐仲秋
會計部｜主辦會計／許鳳雪、助理／李秀娟
版權部｜經理／郝麗珍、主任／劉宗德
行銷業務部｜業務經理／留婉茹、專員／馬絮盈、助理／連玉
　　　　行銷企劃／黃于晴、美術設計／林祐豐
行銷、業務與網路書店總監／林裕安
總 經 理／陳絜吾

出 版 者／大是文化有限公司
臺北市 100 衡陽路 7 號 8 樓
編輯部電話：（02）23757911
購書相關資訊請洽：（02）23757911 分機 122
24 小時讀者服務傳真：（02）23756999
讀者服務 E-mail：dscsms28@gmail.com
郵政劃撥帳號：19983366　戶名：大是文化有限公司

香港發行／豐達出版發行有限公司
Rich Publishing & Distribution Ltd
香港柴灣永泰道 70 號柴灣工業城第 2 期 1805 室
Unit 1805, Ph.2, Chai Wan Ind City, 70 Wing Tai Rd, Chai Wan, Hong Kong
Tel：21726513　Fax：21724355
E-mail：cary@subseasy.com.hk

封面設計／林雯瑛　內頁排版／邱介惠　印刷／緯峰印刷股份有限公司
出版日期／2025年7月初版
定　　價／新臺幣 480 元
I S B N／978-626-7648-81-0
電子書 ISBN／9786267648803（PDF）
　　　　9786267648797（EPUB）